全身の病は口《くち》から防ぐ!

デカヘッド「歯」ブラッシング

糖尿病 心筋梗塞 誤嚥性肺炎の悪化をストップ

昭和大学歯学部 教授
山本松男 監修 Matsuo YAMAMOTO

メイツ出版

はじめに

歯周病は「わが国民の約8割が罹患している国民病だ」という説明を聞いたことはありませんか。軽症のケースもすべて含めた最大の推計ですが、最近では歯周病が糖尿病や心臓病とも関係しているというようなニュースまで聞こえてきて、人生100年時代といわれては、今は病気でなくても、とても他人事とは思えない話題です。

歯周病の予防や治療のためには、歯磨きが大切というのはご存じだと思います。しかし、気をつけて歯磨きをしていても、なかなか良くならないと思っている方は多いのではないでしょうか。極端なことを言えば、患者さんに歯ブラシ係がついて毎食後に手入れをしてくれれば、歯周病は解決可能といえます。そんなことは非現実的ですが、「歯周病は治療困難な難病奇病ではなく、必要な部分をきちんとブラシを使って清掃できれば症状は改善する」ということを強調したいのです。漫然と白い歯面だけを磨くだけでは十分ではないので、敢えてブラッシングと強調しています。ではなぜ歯周病は良くなりにくいのでしょうか。

本書では歯周病の最新情報の提供だけではなく、その前提となる「ブラッシング上達のコツ」をお伝えすることをメインテーマにおきました。歯周病は歯磨きだけで完治できるわけではありませんが、口腔清掃が良好に維持されていることが予防や治療の上では大前提です。「ブラッシング上達」というなかには「うまくなる」と「続ける」の二つの要素があります。アドバイスしやすいのは磨き方のコツですが、続けることにもコツが大切です。また、歯周病は歯だけではなく体の病気との関連がありそうだという怖さをお伝えすることも、「続ける」動機付けになるだろうと思います。

患者さんとの会話でよく耳にするのが「いつも磨いているつもりですが」という言葉です。「いつもきれいになっているはずですが」という人はほとんどいらっしゃいません。ここに、事の本質が隠れていると思います。毎日歯磨きを努力しているのだというお気持ちはよく伝わってきます。しかし、大切なことは、全部の歯で歯の生えぎわがグルッと一周、「常時歯垢の少ない状態」であるかどうかなのです。毎日3回きちんと歯磨きしていても習慣的に磨き残しがあれば症状は良いほうに傾いていきません。うまくなるために、どこに気をつけるのか本書で確認してください。

歯科医師や歯科衛生士は、患者さんのブラッシングがきちんと正しく毎日3回の習慣になってくれることを目標にしています。しかし、やる気をくじくかのように働く言葉があるのです。例を挙げれば、歯磨きをすると歯ぐきが痛い、歯ブラシや歯間ブラシで血が出て怖くなった、歯ぐきが下がるのが心配だ、汚れが見えない（見えにくい）、視力が落ちてきてよく見えない、重要さが実感できない、歯磨きは嫌いだ、面倒くさい、歯間ブラシは面倒だ、説明は何度も聞いたがいつも同じことしか言われない、仕事場まで歯間ブラシは持っていけない、言われたとおりにやったが効果が感じられなかった、奥歯には届かない、歯磨きはしているのに虫歯になった、歯磨きは難しくて自分にはできない、どんな歯ブラシが良いのかわからない、歯間ブラシは必要なのか、もったいないから歯ブラシは滅多に替えない……、等々枚挙にいとまがありません。歯磨きが続かない人には、右に書き出した事柄のいくつかが当てはまることが多いのです。本書の中でブラッシングを続けるコツを見つけてください。

歯並びや残っている歯の本数には個人差が大きいので、ブラッシングの一般的な説明だけでは不十分で、患者さん本人にとって当を得た歯磨き方法が伝授されないと克服できないのかもしれません。きれいになっていると誤解している場合や、本当にきれいな状態をご存じでない場合があることにも気がつきます。私の治療では、うまくお伝えできない場合には、私が磨いてあげることもあります。しかし、読者の方の歯の状態を直接拝見してアドバイスをすることはできませんから、本書では、一般的な説明では改善しなかった方向けに、別の表現や工夫をコツとして試してもらいたいという提案をしています。歯ブラシ指導の基本のひとつはコンパクトヘッドの歯ブラシを歯ぐきに45度の角度であてて小刻みに動かすというものですが、それとは逆に「デカヘッド」歯ブラシで歯の表面も生えぎわもいっぺんに狙うという発想です。ちょうど、ゴルフのドライバーもテニスラケットもデカヘッドに変わったら打ちやすくなり、楽しくて長続きするというのに似ています。

歯ブラシは大きくなければダメだと主張しているのではありません。健康を大切にする一環として歯にも関心を持っていただき、これまでにうまくできなかったり続かなかったりしたブラッシングが少しでも改善してくれたらと思います。かかり付け歯科医院を見つけることもとても有効です。最終的に、良い口腔環境が維持されることにつながれば幸いです。

昭和大学歯学部歯周病学講座教授　山本松男

目次

第2章　歯周病の怖さと治療最前線
歯のケアはなぜ大事？

第3章　噛めなくなる前に さまざまな口腔トラブルを撃退！

第4章　健康な歯ぐきを守るセルフケア

第5章　歯と歯のブラッシング！　もっと知りたいなんでもQ&A

第1章

口内細菌が原因で全身の病気が悪化する!?

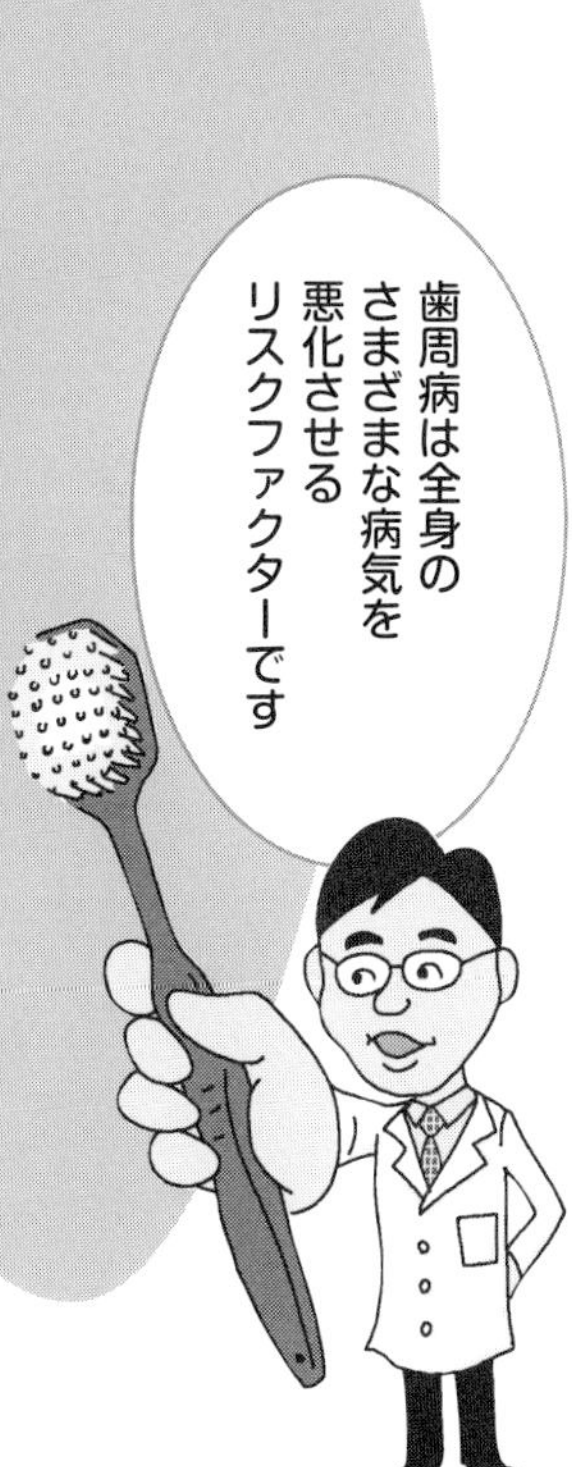
歯周病は全身のさまざまな病気を悪化させるリスクファクターです

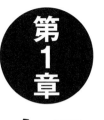

口腔ケアがなぜ見直されているのか？

口の中のケアというと、以前は虫歯予防や虫歯治療などが主でした。さまざまな歯ブラシや歯磨き剤（歯磨き粉）の登場、歯磨き啓発運動などの結果、子ども世代の虫歯はかなり減ってきました。

12才の子どもの虫歯状態を知るための指数としてDMF値というのがあります。D（decayed tooth）は虫歯の本数、M（missing tooth）は失った歯の本数、F（filled tooth）は、虫歯を詰めた歯の本数を示していて、1967（昭和42）年頃には、4・7だったものが、50年経過した2017（平成29）年は、0・82にまで減っているのです。DMF値1というのは、虫歯が1本あるということですから、0・82がいかに虫歯が減ったかがわかります。

ところが、虫歯でなくても歯を失う人が多いのはなぜでしょうか。**最近では多くの人が知るようになった歯周病が、その原因の多くを占めているからです。**日ごろ、自分の歯にそれほど関心がない人でも、歯科医院で「抜かないといけないですね」といわれると、ほとんどの人が動揺し、「なんとかなりませんか?」と懇願するといいます。それほどの状態になるまで、何があったのでしょうか?　間違いないのは、正しく歯のケアをしてこなかったということです。

「そんなことはない。食後はきちんと歯磨きしている」という方もいるでしょう。そう、歯磨きはほとんどの人が毎日しているのです。歯磨きの要点は、歯の表面や歯ぐきとの生えぎわからくまなく歯の汚れが取り去られることです。〝きちんと〟〝毎日〟磨いていたとしても、磨き残しはないでしょうか。歯ブラシの動かし方はかなり再現性が高いので、磨き残したところは毎日ブラシが届かずに放置されている可能性が高いのです。

歯周病は放っておくと歯が抜け落ちてしまう病気です。炎症が起きていても痛みを伴わないので、自覚症状がないまま骨が溶けていきます。「虫歯にならなかったのに、歯が抜けちゃったね」ということになりかねません。

実は、近年歯周病が体のさまざまな病気と関連していることがわかってきました。

歯周病は、口の中の常在菌が悪さをする慢性的な炎症です。炎症部分をすべて合わせた総面積は、重症の場合、手のひらと同じサイズになるといわれています。歯周病を治療しないでいると、10年や20年もの期間にわたって体の一部に大きな慢性炎症があるということになります。そうなると、**肺炎や動脈硬化、脳梗塞、がんなど、大きな病気の治りが悪くなったり、血栓ができたときに狭心症ですむ程度のものが心筋梗塞に発展してしまったり、糖尿病患者に効くはずの薬がなかなか効かなかったり**という悪さをしてしまう可能性が指摘されるようになりました。

なかでももっとも研究が進んでいるのが糖尿病です。今や、歯周病は糖尿病の第6の合併症と認められています。

他にも誤嚥性肺炎《ごえんせいはいえん》や関節炎、腎臓病、早産などとの関連も知られていて、まさに全身に影響する歯周病の怖さがわかってきました。**歯周病は、口の中だけでなく、全身のさまざまな病気を悪化させるリスクファクターになっているのです。**

こうしたことが近年わかってきたことから、歯周病を予防する口腔ケアが見直されてきています。

口内細菌がトラブルを引き起こす

今や、40代以上の約8割の人が歯周病にかかっているといわれています。**歯周病は、口の中にいる常在菌が原因となって起こる慢性的な感染症**です。

口の中には、常在菌と呼ばれる細菌が６００～７００種類もすみついていて、歯の表面についている汚れの中には1立方ミリメートルあたり1億個もいるといわれています。こうした口の中にすみついている細菌は「口腔内常在菌」といいます。**歯の汚れの正体は、食べかすや口内の常在菌の合わさったもので、歯垢《しこう》とかデンタルプラークと呼ばれています。**

人間の体の中で常在菌といえば、腸内細菌という言葉を思い出す人が多いのではないでしょうか。腸の中には多種多様の細菌がすみついていますが、このような細菌のあつまりを細菌叢《そう》といいます。「叢」は草むらの意味で、英語では「フローラ」といいます。あたかもお花畑の花のように、びっしりと細菌が集まっている状態を、細菌叢とか細菌フローラと呼びます。健康のためにヨーグルトを食べるという話題では腸内フローラという言葉が出てきます。口の中の細菌叢のことは口内フローラと呼ぶ場合もありますが、虫歯や歯周病の原因として、やや悪者的なイメージで呼ぶときには「デンタルプラーク」という言葉が多く使われます。

「腸内フローラ」が一人一人違うように、「口内フローラ」も、一人一人違います。細菌の種類や割合は、家族であっても同じことはなく、さらに年齢や口内ケアの状況によって変わります。

口内フローラの細菌のほとんどは日和見菌《ひよりみきん》です。日和見菌とは、善玉でも悪玉でもない菌のことで、この状態では特に悪さはしません。通常は、これらの菌が適正なバランスをとりながら健康な状態を保ち、口から入る病原菌の侵入を防いで定着しにくくしています。

これほどの菌がいることは誰にとっても普通のことなのですが、そのなかには善玉も悪玉も存在します。一般的には健康な状態の「口内フローラ」は、善玉菌や日和見菌が7割以上の状態をいいます。ところが、**口の中をきちんとケアをしないでいると、悪玉菌が増え、さまざまなトラブルを起こしてしまうのです。**厳密な言葉の使い分けルールがあるわけではありませんが、トラブルを起こしそうな状態のなかでは、「悪玉菌の多い口内フローラ」とは呼ばれず、「歯垢」とか「デンタルプラーク」と呼ばれることが多いようです。歯ブラシできれいにすべき対象という意味がこめられているのかもしれません。

そのケアが十分でないときに起こるトラブルのひとつが、虫歯です。悪玉菌のひとつである虫歯菌が糖をエサにして酸をつくり、歯を溶かす病気です。

そして、歯周病も起こります。歯周病は、いくつかの歯周病菌が原因となって炎症を起こし、進行とともに歯を支える歯周組織を痛める病気です。

ちなみに、「~炎」とつく病気が炎症性なのであれば、歯周病には「炎」がないじゃない、と思われた方もいると思います。実は、**歯周病は「歯肉炎《しにくえん》」と、それがさらに進んだ「歯周炎《ししゅうえん》」の総称なのです。**歯肉（歯ぐき）が炎症で少し腫れていても歯周病ですし、歯を支える周囲の骨が溶けている状態でも歯周病と呼ばれます。

悪玉菌が虫歯や歯周病の元になる

虫歯の原因菌は、主にミュータンス菌という細菌です。ミュータンス菌は糖質をエサにして酸を作り出し、酸によって歯のいちばん外側にあるエナメル質を溶かしてしまいます。この状態を放置しているとエナメル質がどんどん溶けて崩れてしまい、その下にある象牙質《ぞうげしつ》がむき出しになります。象牙質の下には神経が通っているため、さまざまな刺激が神経を通って伝わりやすくなり、激しい痛みに襲われるようになっていきます。これがいわゆる虫歯で、歯がズキズキ痛む状態です。

一方、歯周病の原因となるのは歯周病菌です。歯周病菌といっても1種類の細菌ではなく、いくつもの種類の細菌があります。なかでも、危険度が高いといわれるのが、次の3つです。

・P.g菌（ポルフィロモナス・ジンジバリス）
・T.f菌（タンネレラ・フォーサイシア）
・T.d菌（トレポネーマ・デンティコーラ）

いかにも凶悪そうな名前をもつこの**3つは特に毒性が強く、危険度が高いため、まとめて「レッド・コンプレックス」と呼ばれています。**

歯周病がひどくなった歯ぐきから見つかることの多いのがレッド・コンプレックスの3つですが、他にも歯周病菌の種類は10種類ほどあります。そして、人それぞれ、歯周病の原因となる菌は異なり、また1種類ではなく、

レッド・コンプレックスとは

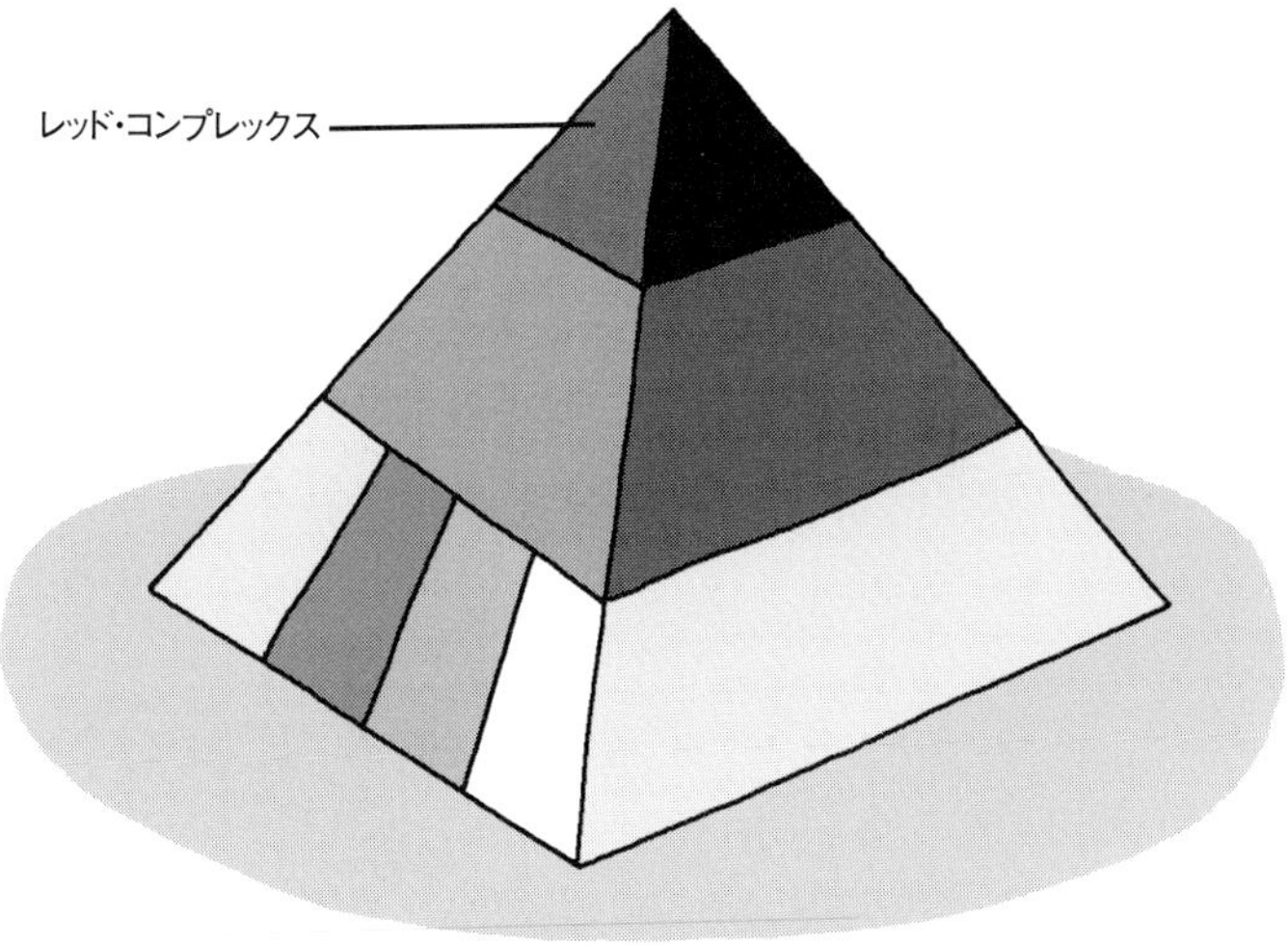

口内に存在している約700種類の細菌を、歯周病に関連している順に分類し、ピラミッド状に図式したもの。頂点にはレッド・コンプレックスと呼ばれる悪玉歯周病菌、真ん中が日和見菌、最下層が善玉菌と弱毒菌で構成されている。

いくつかの種類がかかわっていると考えられます。

口内細菌は食べかすの中に含まれる栄養源を材料にして、白くてネバネバした物質を作り出します。これが、デンタルプラークと呼ばれる歯垢です。デンタルプラークを食べかすと思っている人もいるようですが、それは大きな間違い。**デンタルプラークは口内細菌と代謝物のかたまりです。**歯周病菌は食べ物かすに含まれる大好きなたんぱく質やアミノ酸を、ミュータンス菌は好物の糖質を、それぞれエサにして活発になります。

これが歯ぐきより上の部分であれば虫歯の元に、歯ぐきより下なら歯周病の元になるのです。

ここで知っておいてほしいのは、ミュータンス菌がいるから必ず虫歯がひどくなるというわけではないこと。歯周病ではない健康な口内から歯周病菌が発見されることも珍しいことではありません。ミュータンス菌や歯周病菌にエサを与えるからいけない、歯の汚れを落とさないからいけない、ということです。だから、歯をきちんとブラッシングして、口の中の菌数を減らしておくことが大事なのです。

悪玉菌がいても、歯周病にはならない？

歯周病菌が口内にいるからといって、必ずしも歯周病になるとは限りません。大抵の場合は、人間に備わっている抵抗力で撃退できるのです。

とはいえ、口内の正しいケアをしないまま、細菌と代謝物のかたまりであるデンタルプラークを取り除かないでいれば、歯周病になってしまいます。

歯周病菌が歯と歯肉（歯ぐき）のすき間に侵入して、歯肉が炎症を起こして赤く腫れて出血するのが歯肉炎で、**歯周病の第一段階です。この段階で歯をきちんとブラッシングすれば健康な状態に戻すことができます。**初期の軽いうちに治療していれば歯を失うことはありませんし、辛い治療にもなりません。病気はなんでも早期発見・早期治療が大事です。ただ、抵抗力が落ちたりすると症状が出始めます。

歯周病の重症化した歯ぐきのデンタルプラークでは、レッド・コンプレックスが占める割合が高いという傾向がありますし、なかにはP・g菌のみが突出しているという場合もあります。

では、食後にとりあえず口をゆすげば細菌を洗い流せるのでは？と思うかもしれませんが、デンタルプラークは水に溶けないため、一生懸命ゆすいでも多少食べかすが減る程度の効果しかありません。

残念ながら、レッド・コンプレックスなどの悪玉菌だけを殺す薬剤や歯磨き剤はありません。だから、**細菌のエサやデンタルプラークを歯ブラシで取り除いて、デンタルプラークの量を抑えることが大変重要**になります。口の中の菌数を減らして健康な状態のフローラにしておかないといけないのです。

口の中の菌の数をゼロにすることはできません。菌の絶対数を増やさないように、1日3回歯をブラッシングすることで菌の総数を減らせば、当然悪玉菌も減っていることになります。

これで口内フローラを、健康を保てる守備範囲に戻すことができたということです。

口内細菌はそもそもどこからやってくる？

口内を健康な状態にするということは、悪玉菌を増やさないということです。ところが、それが簡単にできないから、トラブルが多発しているともいえます。

では、現在口の中にすみついている細菌類は、どこからきたのでしょうか。これらは生まれつき持っているものではなく、すべて体の外からやってきたものです。

赤ちゃんは、母親の胎内にいる間は無菌状態。

それが出生とともにさまざまな菌にさらされます。授乳などで口の中に入り込んだ細菌のうち、口内にすみつき始めた細菌がその人の口内フローラをつくり上げていきます。良い菌もたくさんいます。

一方で、悪い菌はなるべくすみつかせたくありません。近年、よくいわれているのが、虫歯予防のためには親御さんなど赤ちゃんの世話をする大人と、箸やスプーンを共用しないようにしたほうがいいということ。歯が生えた後でも、ミュータンス菌が口の中に入ったからといって、すぐに

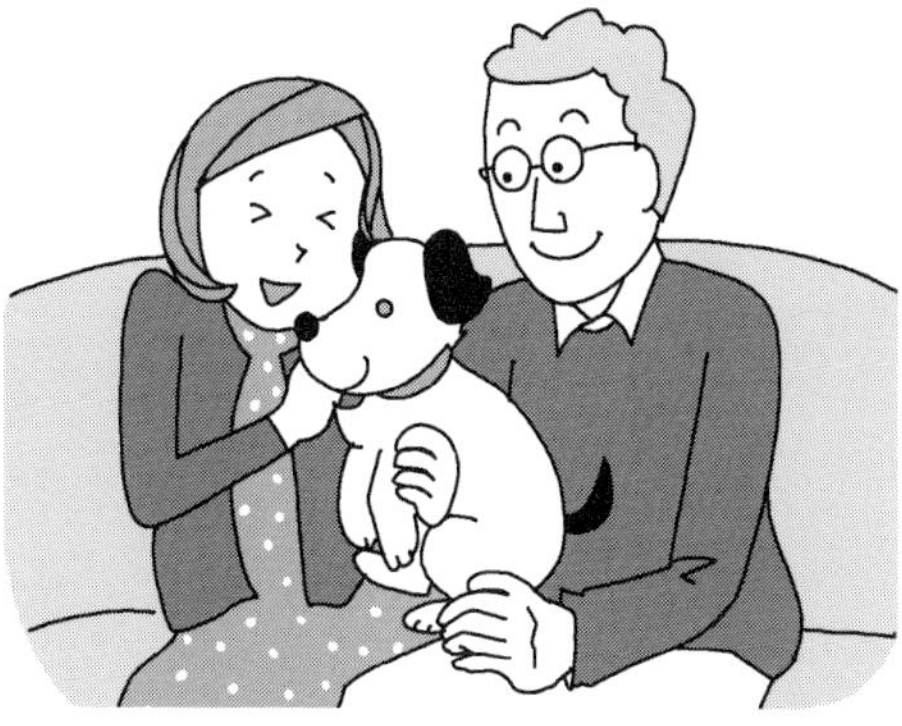

虫歯になるということはありません。歯磨きがきちんとできていないなど、生活習慣や口内環境が悪いことが虫歯を促進するのです。

歯周病菌はどうかというと、詳しい経路は明らかになっていませんが、**唾液に含まれる口内細菌から感染します。**人同士やペットなどからの可能性があげられます。夫婦や恋人間のどちらかが重症の歯周病だとすると、相手に細菌をうつしてしまうことがあるかもしれません。この点から考えても、上手なブラッシングを身につけて、歯周病は早期に治療しておくことがとても大事だということがわかります。

歯周病の専門医のなかには、患者さんに「家族を全員連れてきてください」という先生もいるほどです。

歯周病は全身の病気を悪化させる

歯周病の代表的な自覚症状としては、「歯ぐきから血が出る」「歯ぐきが腫れる」などがありますが、歯ぐきに少しくらい違和感があっても強い痛みがないので放置して

歯周病との関係が研究されている病気

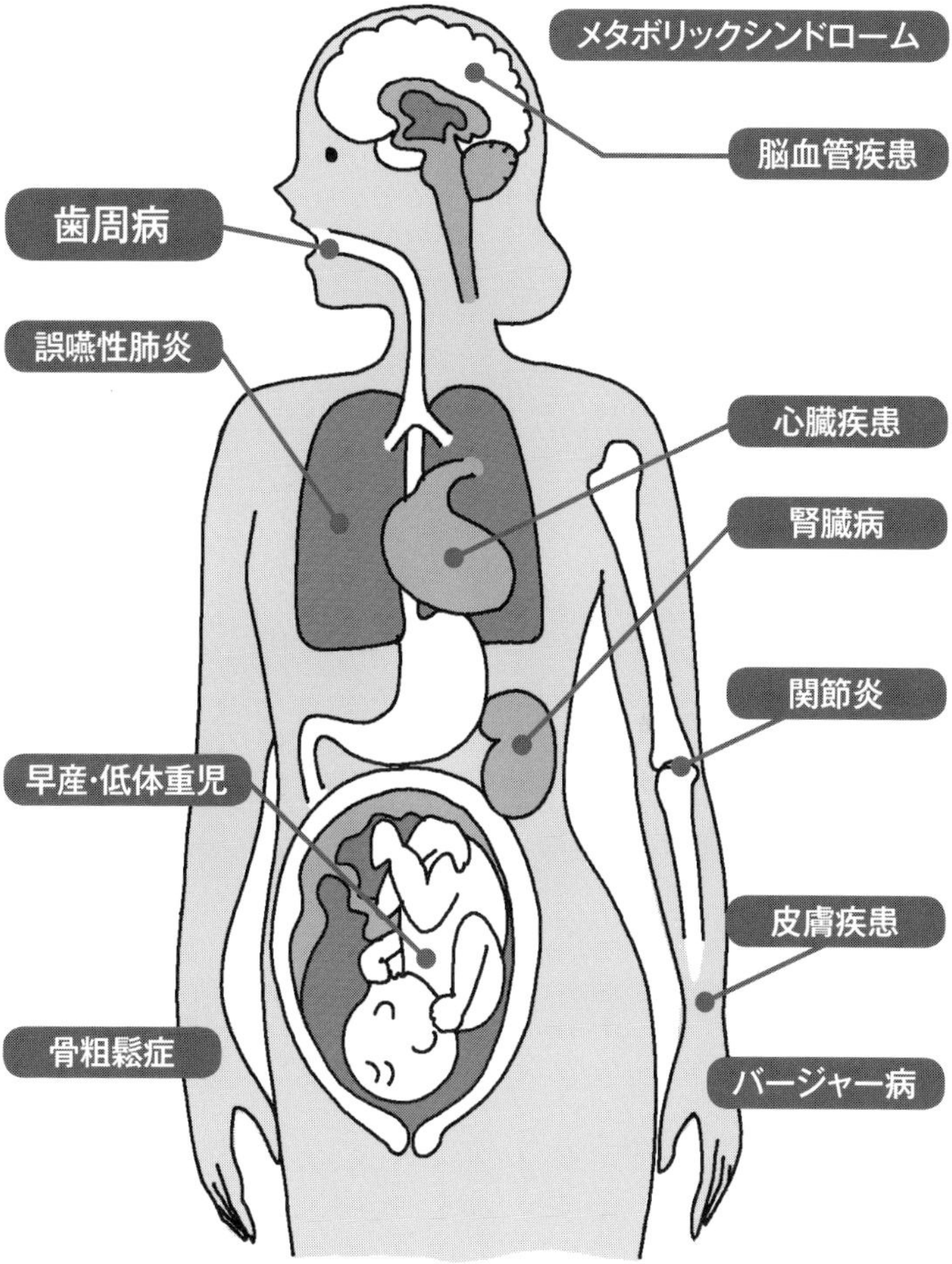

歯周病が全身のさまざまな病気を悪化させることが明らかになっている。

しまう人が多いのです。ところが知らない間に炎症が進むと、歯を支えている骨を溶かしてしまい、その結果、歯と歯ぐきの間に溝（歯周ポケット）ができます。まだ軽症のうちは歯肉の周辺にとどまっている歯周病菌が、重症になって歯周ポケットが深くなるとそこから歯肉の血管を通って全身に運ばれることがわかってきました。

ただし、人間の体には血液中の細菌を瞬時に排除する仕組みが発達しています。影響がありそうだとわかってはきたものの、詳しい仕組みはまだ明確にはなっていません。

歯周病との関連について比較的研究が進んでいるのが、糖尿病、動脈硬化性疾患、腎臓病、関節炎、早産・低体重児、誤嚥性肺炎です。どのような関係があって健康をおびやかすのか、ひとつひとつ見ていきましょう。

●糖尿病

もっとも関連性について研究が進んでいるのが、糖尿病です。糖尿病は患者数、糖尿病予備軍、いずれも1千万人を超える国民病です。

糖尿病は膵臓《すいぞう》の働きが悪くなり、膵臓でつくられるインスリンというホルモンが不足することで、全身の細胞がエネルギー源であるブドウ糖を取り込めず弱っていく病気です。血糖値が高い状態が続くだけならいいのですが、血液中のブドウ糖が少しずつ血管をボロボロにしていきます。そして進行すると、失明や神経障害をはじめ、脳卒中や心筋梗塞にいたるまでさまざまな合併症を引き起こすのです。

これまでは、網膜症、腎症、神経障害、大血管障害、末梢血管障害といった合併症を引き起こしやすいことが知られていましたが、**歯周病が糖尿病の第6の合併症**といわれるようになりました。

糖尿病になると、免疫細胞の働きも落ちて、歯周病をはじめとした感染症にかかりやすくなります。高血糖の状態は、炎症が強まるので、歯周病も症状が悪化します。

一方で、歯周病は慢性の炎症なので、炎症性因子であるサイトカイン（TNF-α）が血中で放出されますが、血糖値を下げる作用があるインスリンの作用をブロックするのではないかと考えられています。そのため、血糖コントロールがしにくくなり、糖尿病を悪化させてしまうのです。肥満の人では、歯周病が脂肪に働きかけて、病気を進める因子を出させるようなこともわかってきました。

歯科治療の現場でも、**糖尿病の人は歯周病が治りにくい傾向があり、反対に歯の治**

歯周病治療と糖尿病数値との関係

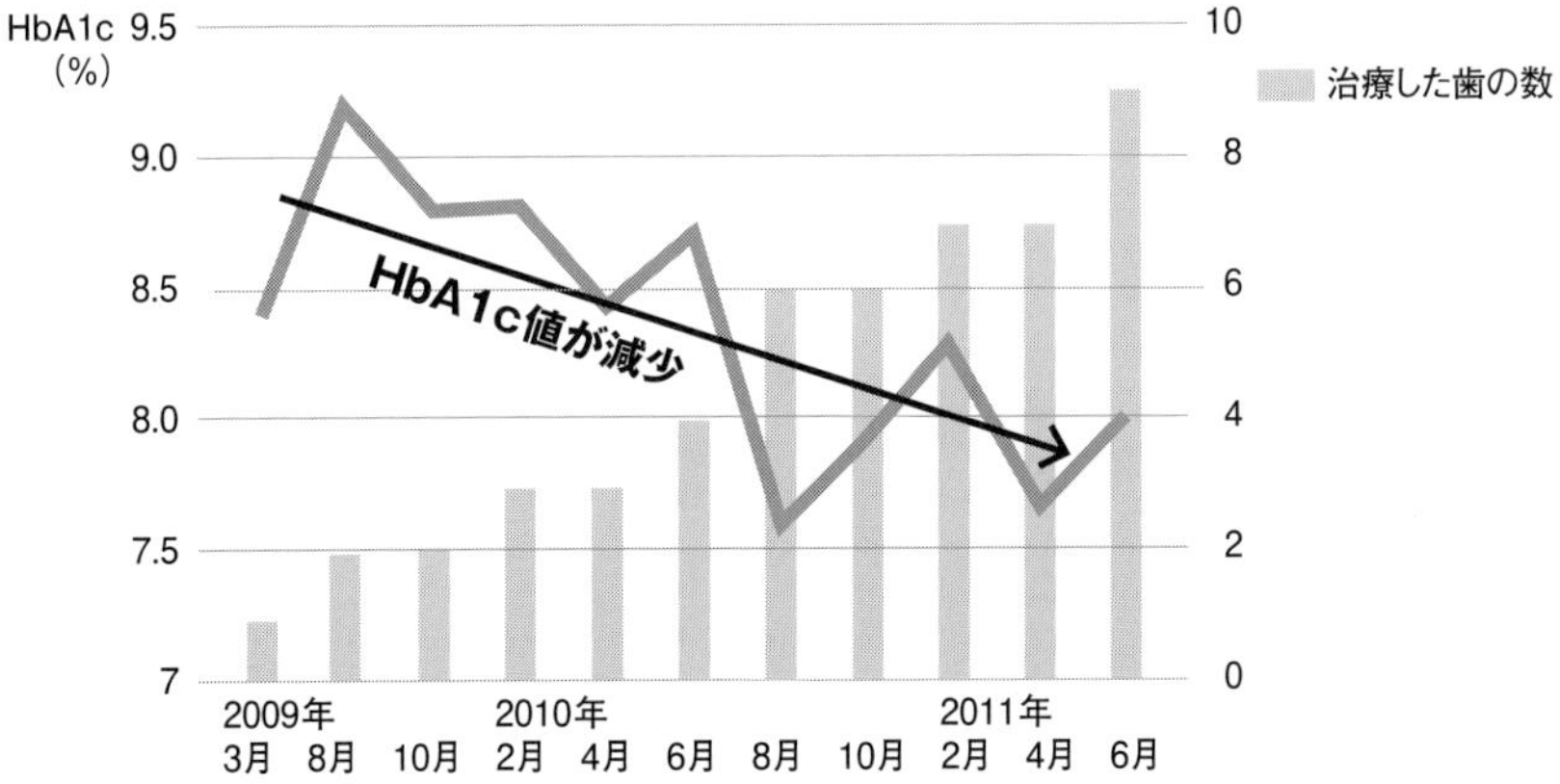

歯周病を治療した歯の数が増えるに従い、HbA1cの数値が降下している。

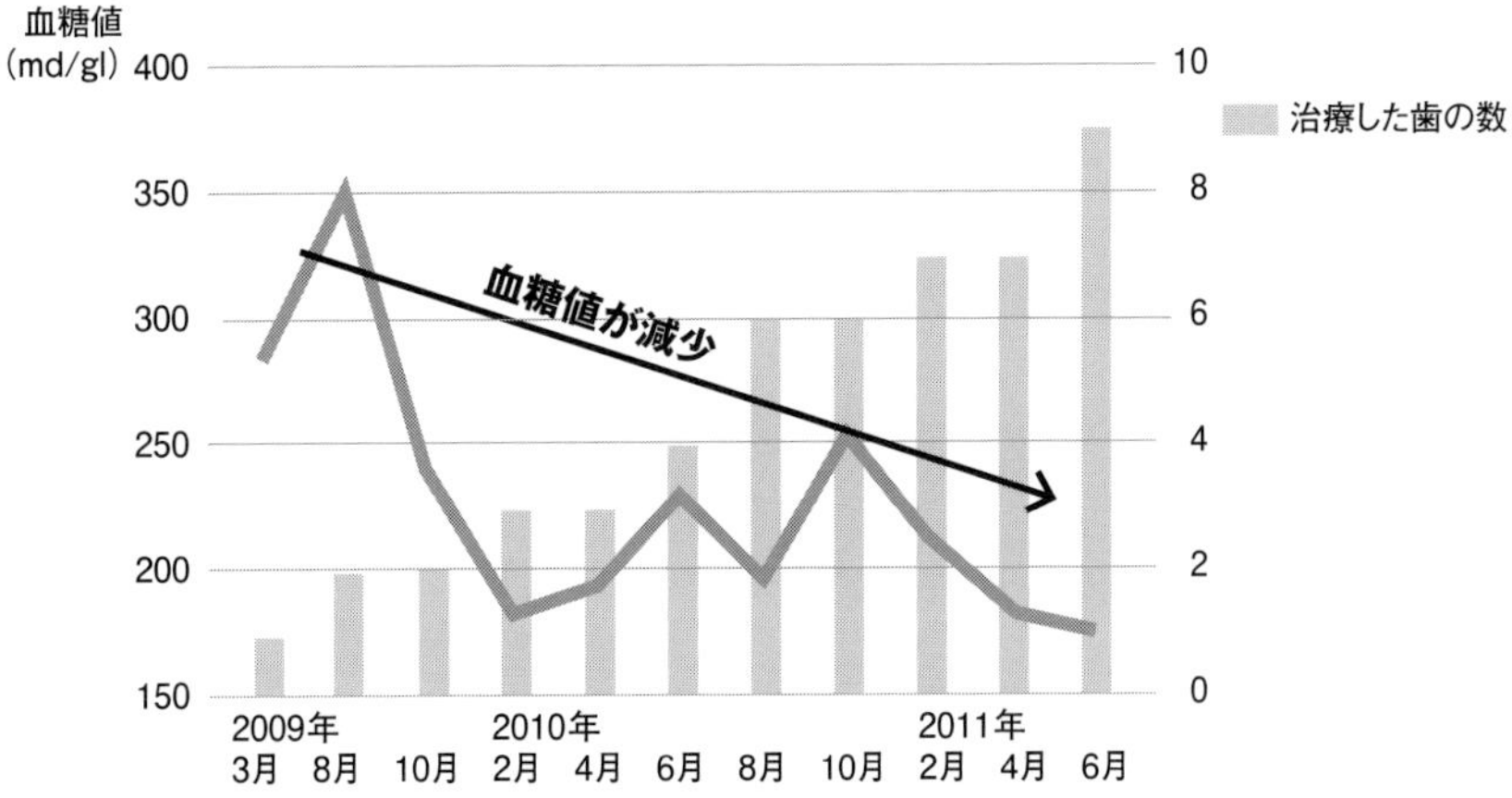

血糖値も下がっていることから糖尿病と歯周病は相互作用があることがわかる。

資料提供:昭和大学歯学部歯周病学講座

療本数が増えるほど糖尿病の状態が改善したというケースもあります。

すべての人に当てはまるとはいえませんが、歯周病をきちんと治療することによって血糖の状態を改善でき、糖尿病の悪化を防げるかもしれません。

●動脈硬化による病気

動脈硬化で引き起こされる病気といえば、すぐに思い浮かぶのが、心筋梗塞や狭心症、脳梗塞などです。これらの発症や重症化に歯周病が影響しているかもしれないと考えられています。

動脈硬化は、動脈の老化によるものもありますが、もっとも多いのがアテローム性動脈硬化症です。アテロームとは、日本語で粥腫《じゅくしゅ》といい、漢字のとおり粥《かゆ》のようなグジュグジュした塊《かたまり》です。アテロームが血管壁の内側に沈着すると、動脈内部に固まって内腔が狭くなるといわれています。大動脈などの比較的太い動脈で起こり、血管のしなやかさが失われてしまいます。

動脈硬化部分が傷つくと血小板が集まって血栓がつくられます。その血栓が速い血流にはがされ別の部位の血管を詰まらせます。脳に血液を送る動脈で起こると脳梗塞、心臓に血液を送る冠状動脈で起こると心筋梗塞、ということになるのです。

動脈硬化の直接の原因ではありませんが、症状の悪化に加担しているかもしれないと考えられているのが、**歯周病菌や炎症のひどい歯ぐきから放出される炎症性サイトカインです。**血管へと入り込んだ歯周病菌の成分や炎症性サイトカインは、血液の流れに乗って全身に拡散し、血管にダメージを引き起こします。そのため、動脈硬化を加速すると考えられています。

●腎臓病

腎臓の大きな役割は、血液中の老廃物の除去です。全身をめぐりながら酸素や栄養素を体のすみずみに供給する血液から、老廃物をろ過する役割を担っています。その際、細菌などの毒素が血液中に混じっていると、大きな負担が腎臓にかかります。

腎機能が慢性的に低下した状態を慢性腎臓病（ＣＫＤ）といいます。自覚症状はほとんどないため、まったく気づかずに進行して腎不全になることも多いのです。

その原因としてもっとも多いのが糖尿病です。糖尿病によって腎臓の毛細血管にダメージが及んでしまうことで、腎症はますます悪化してしまいます。

腎臓病は、歯周病があると治りにくいことがわかっています。

腎臓病も動脈硬化も、歯周病と同じ炎症性サイトカインが関連しているといわれています。サイトカインは免疫系の情報伝達物質として働くたんぱく質で、そのうち生体内で炎症を引き起こす、ＩＬ-1β、ＩＬ-6、ＴＮＦ-αが炎症性サイトカインと呼ばれます。

●関節リウマチ

関節リウマチは、免疫異常などが原因で起こる自己免疫疾患のひとつです。手や足の関節に痛みや腫れ、こわばりなどの症状が現れます。

関節リウマチの患者さんでは**歯周組織が破壊され、歯と歯ぐきの付着が失われやすいことが知られています。**また、歯周病と関節リウマチの病気の原因や症状には共通点が多く、同じ炎症性サイトカインが関連していることがわかっています。

関節リウマチになると、手の指がうまく動かせなくなることが多く、歯磨きがうまくできなくなって磨き残しが多くなってしまうことも、歯周病を重症化させてしまう要因となります。

●早産・低体重児

歯周病は、年配者の病気だと思っている人もいるかもしれません。実際は、程度の差はありますが、30代でも3割の人が歯周病をもっています。これから妊娠を考えている方や身近にそういう方がいるようでしたら、歯周病と妊娠に関連があることを知っておきましょう。

中等度以上に進行した歯周炎をもつ母親は、そうでない母親に比べて早産の可能性が高まり、低体重児を出産するリスクが高いことが報告されているのです。**歯周病が早産や低体重児出産を引き起こす**きっかけとしては、歯周病の炎症性物質が妊娠にかかわる臓器に伝わることが考えられます。

つわりで苦しい時期は、歯磨きがおろそかになる可能性があるため、妊娠を考えている方は早急に歯周病の治療に取り組まれることをおすすめします。

●誤嚥性肺炎

2011年に、それまで日本人の死亡原因の第3位だった脳血管疾患を抜いて、肺炎が第3位になりました。そしてその7割を占めるのが、「誤嚥性肺炎」です。

本来食道に入るはずの唾液や食べものが間違って気管に入ってしまうことを誤嚥といい、異物が肺まで運ばれて、それをきっかけに炎症が起こってしまうのが誤嚥性肺炎です。

普通はむせたり、咳き込んだりすることで吐き出せるのですが、高齢になると飲み込む力が弱くなり、反射も弱くなるため、誤嚥を起こしやすくなります。

このような背景から、唾液や食べ物を誤嚥して発症する誤嚥性肺炎が注目されています。

そのうえ、**歯周病菌などの口内細菌がいっぱいあると、それを含んだ唾液を飲み込んで誤嚥性肺炎になる可能性が高ま**

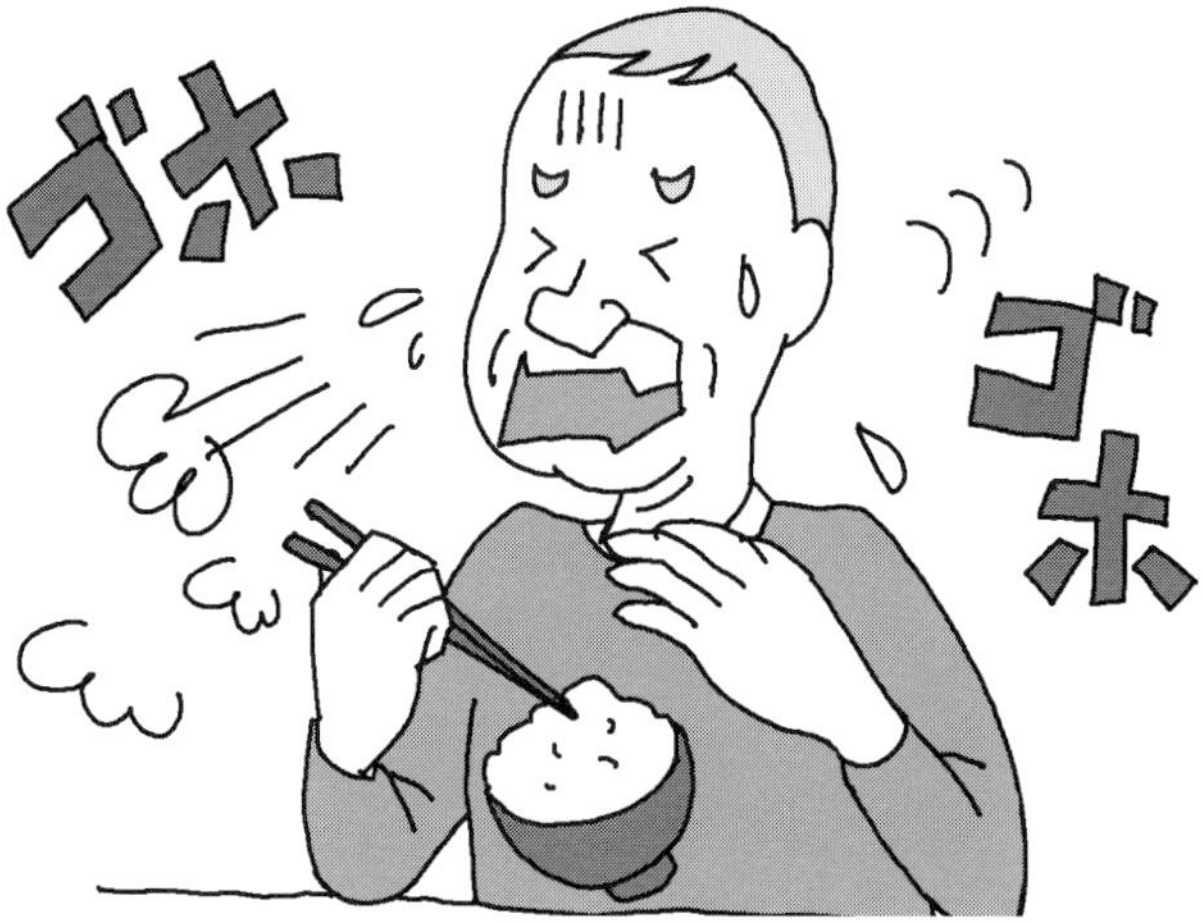

ります。また感染への抵抗力も落ちていることが多いため、ますます誤嚥性肺炎を起こしやすくなるのです。

高齢になるほど誤嚥性肺炎での死亡率が上がっているのはそのためです。

歯周病と誤嚥性肺炎が直接の関係があるわけではないのですが、**歯周病は誤嚥性肺炎のリスクファクターである**ことは間違いありません。

口腔ケアをきちんと行わなければいけないことを、わかっていただけたでしょうか。

また、かみ合わせが悪かったり、歯を失ってしまっていたりなど、歯が整っていないと、食べ物にかたよりが生じ、食欲が落ち、体力が落ち、栄養も十分ではなく、高齢者にとって命にかかわるような状況を招いてしまう恐れがあります。1本でも歯を失うことがないように、きちんと歯の整備をしておきましょう。

「8020運動」の効果で歯の数は増えたけれど……

「8020運動」という言葉をご存知の方は多いと思います。これは1989（平成元）年から、当時の厚生省と日本歯科医師会が推進している啓発活動で「80才になっても20本以上、自分の歯を持っていよう」というもので、「生涯、自分の歯で食べる楽しみを味わえるように」との願いを込めて始まった啓発運動です。

大人の場合、永久歯の数は上下で28本。親知らずが全部生えると32本になります。1987（昭和62）年には、80才の人の平均は4・7本でした。それが年を追うごとに歯を大切にしようという意識が浸透していき、2016（平成28）年には15・2本と、30年の間に10本も増えました。「8020運動」の効果が現れているのでしょうか。

それだけを聞くと、多くの80才が10本から20本の歯を持っていると思いがちですが、この数字はあくまでも平均値。歯への意識が高く、歯の健康に気をつかい、定期的なプロのメンテナンスを受け、家でもていねいにケアしている人は20本以上持っていますが、そうでない人は数本しか持っていないのです。**まだまだ歯の健康への意識が上がらない人も多く、格差が広がっていると考えられています。**

実際に、8020の達成者を見ると、2005（平成17）年は30％、2011（平成23）年は40％、2016（平成28）年は51・2％と年を追うごとに増えています。

先日、厚生労働省より２０２２年までに60％を目指すと発表があったばかりです。では、残った20本が健康な歯ばかりかというと、決してそんなことはありえません。高齢になると唾液や歯ぐきの抵抗力が下がり、ますます虫歯や歯周病が増えてくることは間違いないでしょう。

それを予防するためにも、正しいケア法を覚えておいていただきたいのです。健康な歯をたくさん持っている人ほど栄養状態もよく健康であることがわかってきているからです。

8020達成者は２人に１人以上で過去最高

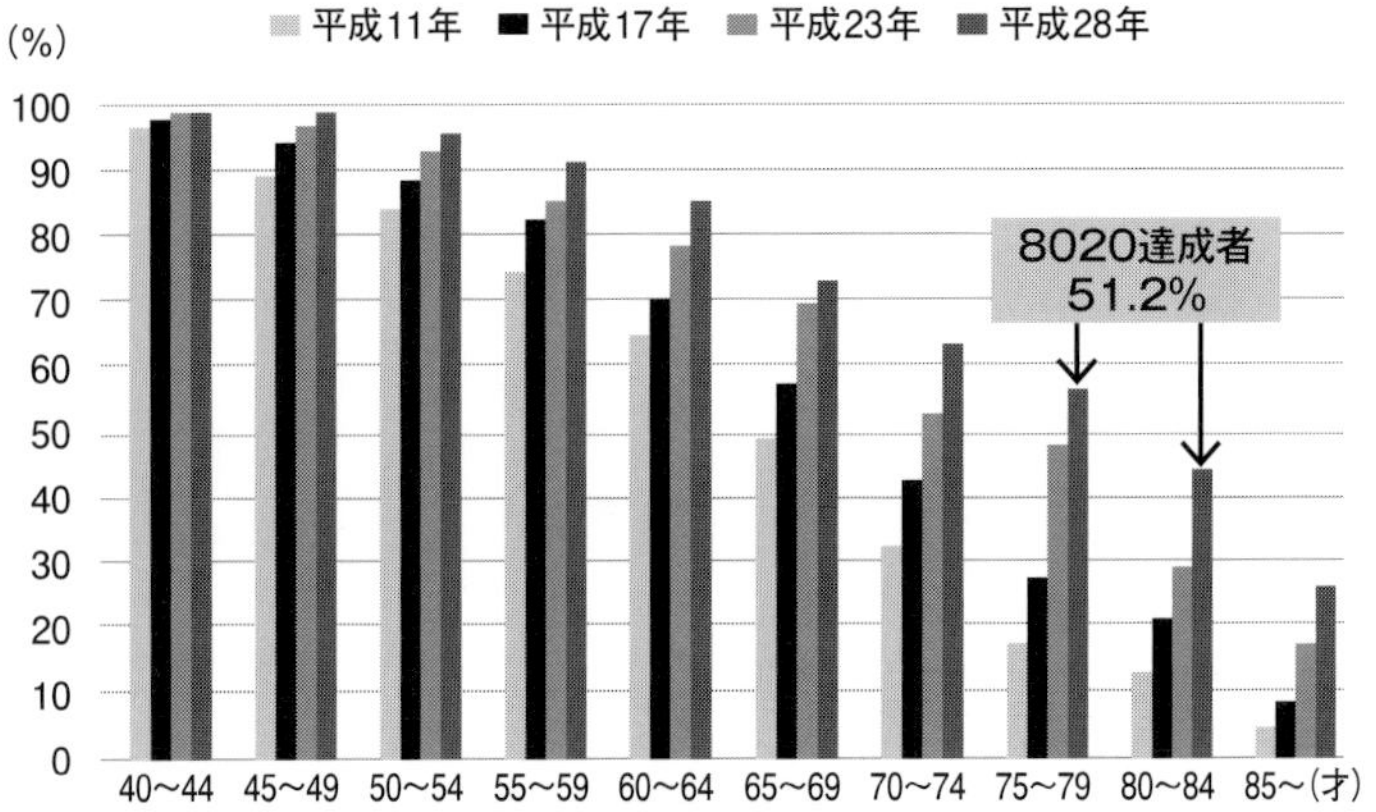

8020達成者は平成23年の調査結果40.2％から51.2％に増加（8020達成者は、75才以上85才未満の数値から推計）。

出典：厚生労働省「平成28年歯科疾患実態調査」より

「自分は歯磨きしているから大丈夫」の落とし穴

歯周病は、全身にかかわる怖い病気だと理解していただけたはずです。

でも、「自分は歯磨きしているから大丈夫」と思われた方にも、落とし穴があります。日本では「歯磨き」という言葉が定着していて、歯の表面だけ磨いている人が案外多いということです。それでは歯と歯の間、歯と歯ぐきの境目など、デンタルプラークがたまりやすい箇所がおろそかになっているはずです。歯周病予防のためには、白いところだけを「磨く」というより**歯とそのまわり全体から「汚れをかき出す」＝「ブラッシング」が大切**になります。

また、1日3回食後5分かけて磨いているという人でも、「磨けたつもり」になっていませんか。時間も大切ですが、ブラシの毛先がすみずみに届いていることにも注意を払ってください。前歯の裏側、奥歯の内側、奥歯の奥もデンタルプラークがたまりやすい場所です。この歯ブラシが届きにくい場所をしっかり磨いていますか？

歯周病予防のための唯一のセルフケア法は「歯磨き」です。正しいブラッシング法を覚えて、８０２０ではなく、80才で1本の歯も失わないことを目指していただきたいと思います。歯周組織が改善していくくらいに口腔清掃レベルを高めることが、理想の口腔ケアです。清掃道具のメインは歯ブラシですが、**歯ブラシでは届かないところがあります。そこは歯間ブラシやフロスも加えてきれいにしましょう。**

あなたの磨き方は正しいか、新しく買った電動歯ブラシは正しく使えているか、毎日のセルフケアはきちんと効果が出ているか……それらは半年に一度、プロのケアを受けて確認してください。

歯科医院では、歯科衛生士によってＰＭＴＣ（プロフェッショナル・メカニカル・ティース・クリーニング）が行われます。ＰＭＴＣは、専用の機械を使用して行われるプラークコントロール法で、虫歯や歯周病の予防ができます。歯周ポケットの深さや歯のぐらつきをチェックし、歯石をとってもらい、歯の汚れをきれいに落としてもらうプロフェッショナルクリーニングは、定期的に受けることが大切です。

歯ブラシや電動歯ブラシの使い方も教えてくれるはずです。

明日からできる目からウロコのセルフケア法は、第4章で詳しく解説していきます。

第2章

歯周病の怖さと治療最前線
歯のケアはなぜ大事？

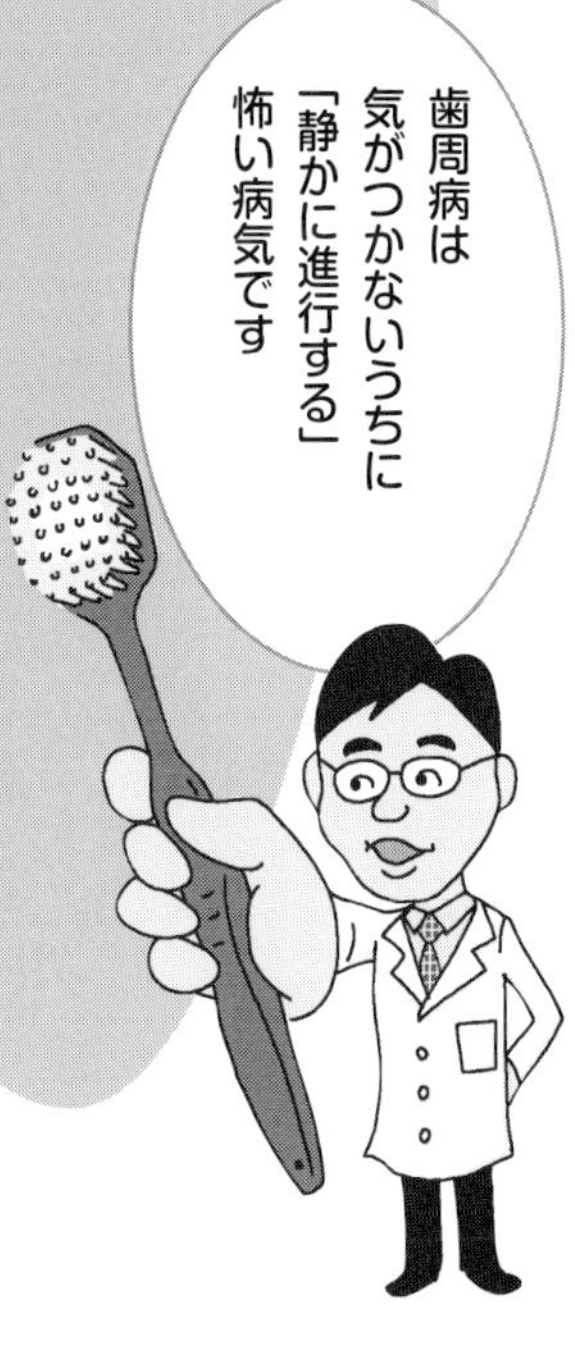
歯周病は
気がつかないうちに
「静かに進行する」
怖い病気です

そもそも歯周病ってどんな病気？

昔から**歯を失う二大原因は虫歯と歯周病**でした。抜歯しなければいけない理由は、人生の前半、30才頃までは虫歯、中年以降では歯周病が主になってくるというパターンでした。現在は30才より前の若い世代では虫歯が減少し、年齢を問わなければ歯を失うもっとも多い原因が歯周病です。虫歯は歯の病気なのに対して、歯周病は歯ぐきの病気です。虫歯も歯周病も同じように細菌によって起こりますが、虫歯と歯周病は原因菌が異なります。

なぜ、歯周病で歯を失うことになるのでしょうか。それは**歯周病が「サイレント・ディジーズ＝静かに進行する病気」だということ**です。

虫歯は目で見えることも多いですし、早い段階からしみたりキリキリ痛んだりといった症状で気づくことも多く、我慢できずに歯科医院に駆け込んだり、定期健診で見つけてもらうことで対応しやすいのです。

ところが歯周病は、初期症状がわかりにくく、特に強い痛みなども起きにくいため、気がつかないうちに重症化していることがあります。歯ぐきから膿《うみ》が出てきたり、歯がグラグラしてきたり、明らかに様子がおかしいと思ったときには症状が進んでしまっているのです。これが、「静かに進行する」病気の怖さです。

さて、そもそも歯周病とはどんな病気でしょうか。口内の細菌と代謝物のかたまりをデンタルプラークと呼ぶことは前章でも説明しました。特に歯の生えぎわ、歯肉との境目に磨き残しがあると、そこから歯肉に炎症

歯と歯周組織の構造図

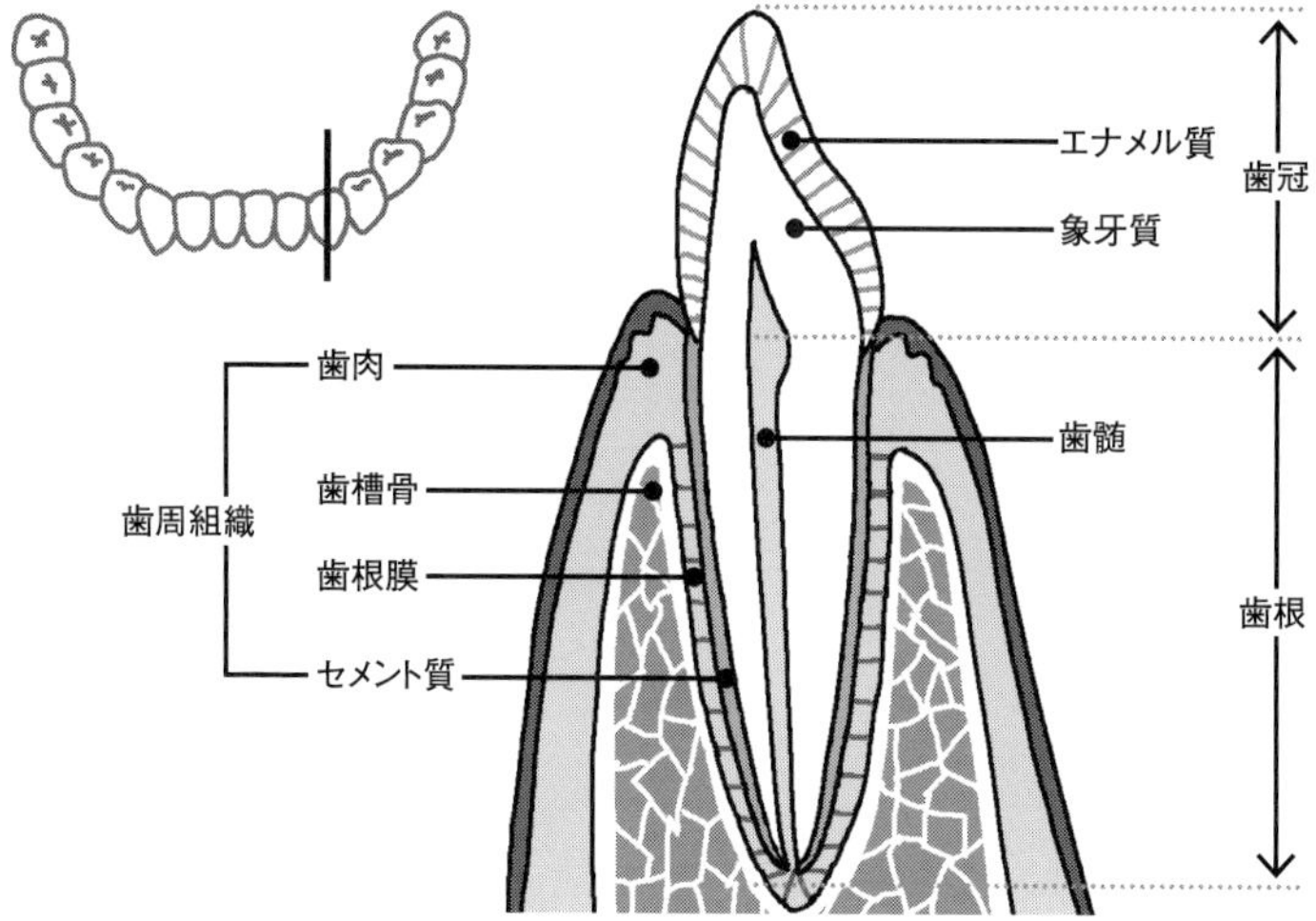

下の前歯をタテに切った場合の歯と歯ぐきの断面図。

が生じます。歯周病は歯肉炎と歯周炎の総称で、口の中の菌が悪さをする慢性的な炎症です。適切なケアをしないでいると、歯を支える骨（歯槽骨《しそうこつ》）が破壊され、支える骨を失った歯はいずれ抜けてしまいます。

歯周病がどんな病気かを詳しく説明する前に、歯の構造としくみを見ていきましょう。

歯は歯ぐき（歯肉）におよそ⅔が埋まっていて、口の中に見えている白い部分は全体の⅓程度で「歯冠《しかん》」と呼ばれます。歯肉よりも下に埋まっている部分を「歯根《しこん》」と呼び、その境目を「歯頸部《しけいぶ》」と呼びます。「歯冠」は食物をかみ切り粉砕するために、摩耗に強い「エナメル質」で覆われています。健康な状態では「エナメル質」に覆われている「歯冠」の終わりが歯の生えぎわです。歯ぐきに埋まっている歯根部分はエナメル質に覆われていませんが、その代わりに「セメント質」と呼ばれる薄い層に覆われ、「歯根膜《しこんまく》」を介して「歯槽骨」に結合しています。決して歯は歯根の部分で歯槽骨に直結しているわけではありません。歯根膜の中には主成分がコラーゲンの線維があって、歯を歯槽骨に結びつけています。また線維のすき間には血管や神経が通っていて、噛み心地を感じることができます。

これらの**歯を支えているセメント質、歯根膜や歯槽骨と、周囲を覆う歯肉とを合わせて「歯周組織」と呼びます。**

プラークの清掃が悪いと細菌がたまりますから、炎症が長引く慢性の状態では、炎症が歯と歯槽骨のすき間、すなわち歯根膜部分に及んで、結合組織を破壊したり隣接する歯槽骨を溶かします。

一昔前のテレビCMの「リンゴをかじると血が出ませんか」というセリフを耳にしたことのある方は少なくないと

40代から歯周病該当者が急増

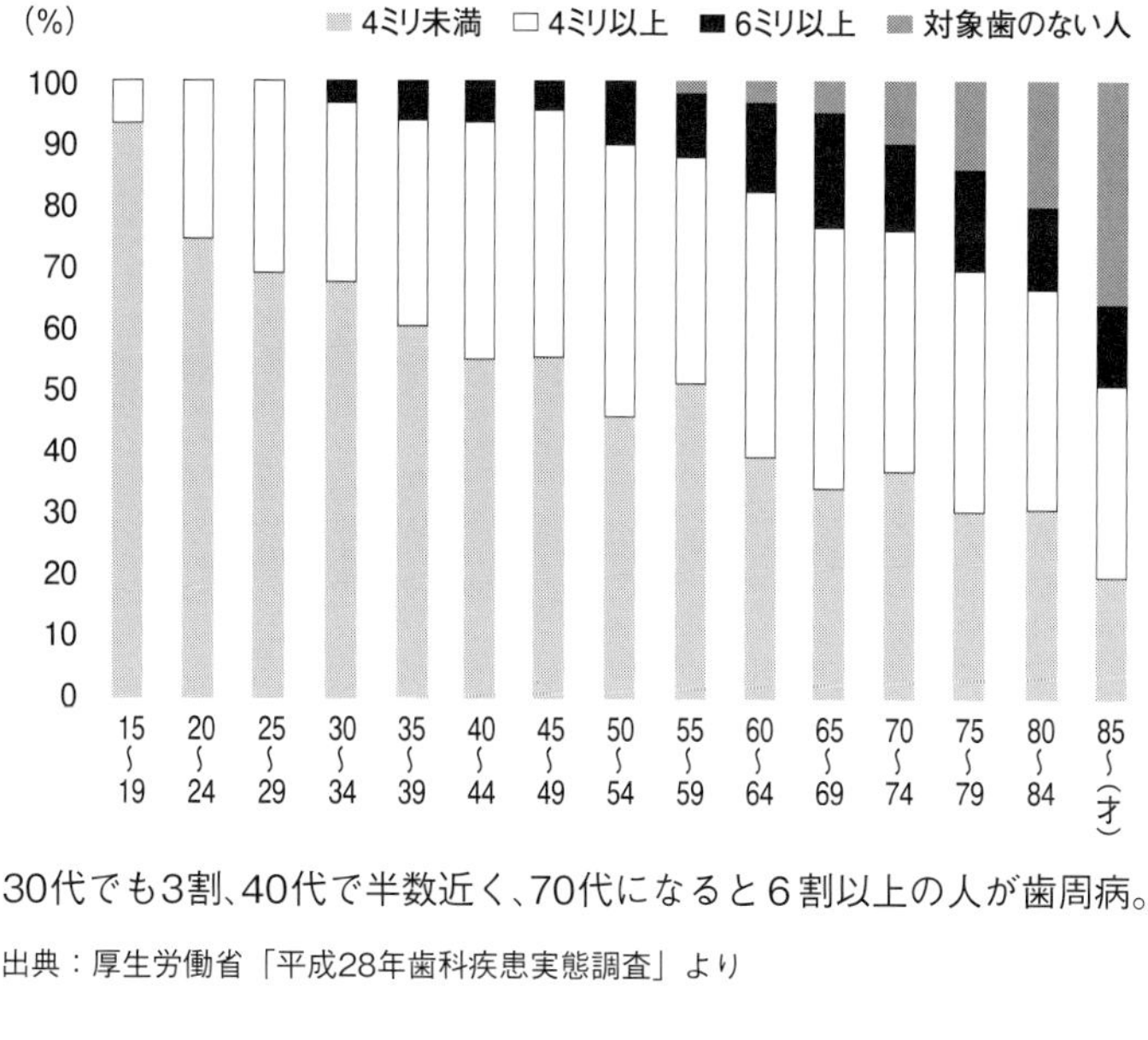

30代でも3割、40代で半数近く、70代になると6割以上の人が歯周病。

出典：厚生労働省「平成28年歯科疾患実態調査」より

思います。炎症により歯周組織が破壊される歯周病の状態のことを、古い言葉では「歯槽膿漏《しそうのうろう》」と呼んでいたのです。

高齢になると、6割以上の人が歯周病であることがわかっています。歯を失うと食べ物を噛んですりつぶす咀嚼《そしゃく》能力が落ち、野菜のようなものより、炭水化物のような柔らかくて食べやすい糖分の多いものを食べるようになっていき、これがさらに虫歯や歯周病を悪化させてしまいます。

歯周病はこうして進行する

歯周病は静かに進行してなかなか気づかないとお話ししましたが、歯周病のサインはいくつかあります。

まずは、次のチェック項目で当てはまるものがないか、確認してみてください。

歯周病進行度セルフチェック

当てはまるものにチェックを入れてください。

- □歯ぐきが赤く、腫れぼったいときがある
- □歯ぐきがムズムズする
- □歯を磨くと歯ぐきから出血する
- □歯と歯の間にすき間ができて食べ物が挟まりやすい
- □歯を押すとグラグラする
- □歯が長くなったような気がする
- □口臭があると指摘された

セルフチェックで、ひとつでも当てはまるものがあれば、すでに歯周病になっているか予備軍と思われます。

歯がグラグラして抜歯しなければいけなくなったり、痛みが出てきたりするのは歯周病の末期症状です。

ここで、歯周病はどう進行していくのかを見ていきましょう。

●ファーストステップ：歯肉炎

誰の口の中にも細菌がいます。常在菌といい、いることが普通の状態です。しかし、歯磨きを怠って食べかすをそのままにしていたり、磨き方が悪かったりすると、菌はたんぱく質やアミノ酸を栄養源として歯の周囲に白くてネバネバしたデンタルプラークをつくり出していきます。

このプラークを放っておくと、どんどん厚みを増していき、歯周病菌がはびこりやすくなります。デンタルプラークは生体にあるバイオフィルムの代表的なもののひとつです。バイオフィルムは細菌がフィルム状に集まっている様子のことで、水に流されない構造をしています。台所やお風呂の排水口にヌルヌルとした汚れがついてしまうことがありますが、あれもバイオフィルムです。

プラークはバイオフィルムなので、水には溶けません。つまり、うがいでは取れないということです。この環境は、歯周病菌にとって非常に居心地のいい環境だといえるでしょう。**バイオフィルムであるデンタルプラークは、物理的にブラシでこすって取り除くしか方法はないのです。**

そもそもプラークは、歯と歯ぐきの間にある「歯肉溝」といわれるすき間に付着しやすいのですが、炎症で溝が深くなると歯周病菌にとってはより快適な環境になります。

なぜそんなところへ、と思われるかもしれません。理由は歯周病菌は空気を嫌う嫌気性菌が多いからです。歯の表面は空気でいっぱい、そこでは歯周病菌はすみづらいため、空気が届きにくいわずかなすき間の奥深くに入り込んですみついているのです。**深くなった歯肉溝を歯周ポケットと呼びます**が、この段階で口内の手入れを怠ると、そこにすみついた歯周病菌はプラークの中でどんどん増えます。プラークがたまると石灰化して硬い歯石となり、それが歯周ポケットを深くして、さらに細菌がたまるのです。歯石には軽石のような穴がたくさん空いていて、菌が潜り込みやすい構造になっています。プラークができてから歯石になり始めるまでは約2週間といわれ、できてしまうと歯磨きでは取り除けません。

そして徐々に歯ぐきが炎症を起こし、歯と歯ぐきの境目が赤く腫れたり歯磨きのときに出血したりするようになります。炎症は、歯周病菌に対する防御反応でもあります。

この段階を、「歯肉炎」といいます。健康な歯ぐきがピンク色で弾力があるのに対し、赤みが強いのでよく観察しましょう。**歯肉炎の状態なら、**

歯周病が進行するプロセス

健康な歯周組織

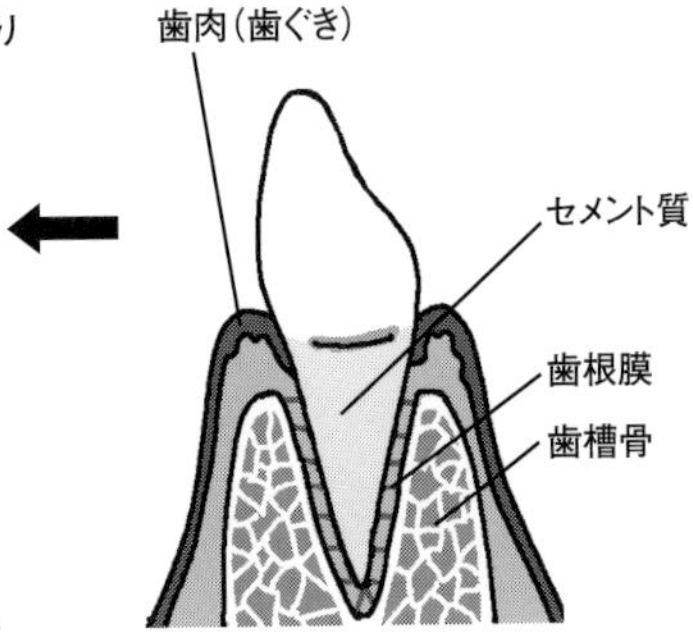

歯周病は、歯と歯ぐきの間に細菌がたまりプラークができることから始まる。

歯肉炎

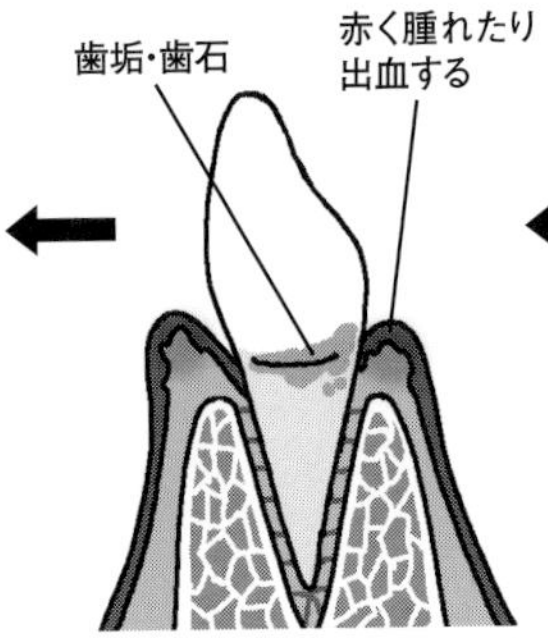

歯と歯ぐきの境目が炎症で赤く腫れる。

ていねいな歯磨きや歯科医師、衛生士による歯石・プラークの除去で炎症が治まり、健康な状態に戻すことができます。

●セカンドステップ：軽度の歯周炎

歯肉炎の状態が長期間にわたり炎症が続くと、炎症が歯ぐきだけに留まらず、歯を支える歯周組織、つまり歯槽骨や歯と骨をつなぐ歯根膜にまで及びます。

歯ぐきの腫れを放っておくと、プラークや歯石がさらにたまり、歯周ポケットがより深くなっていきます。

歯周病菌によって歯を支える歯槽骨

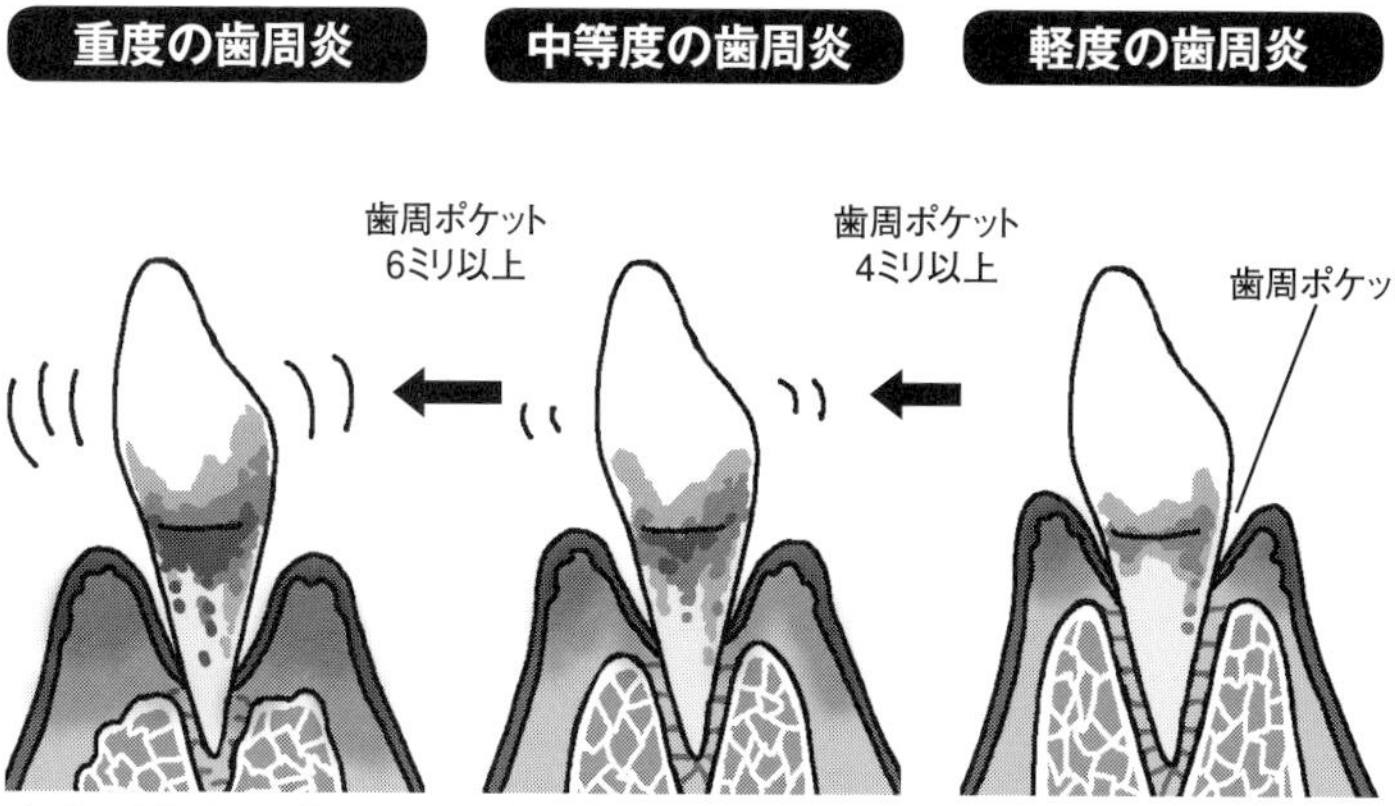

歯根膜や歯槽骨の破壊が始まる。

歯槽骨の破壊が進み、歯がグラつく。

歯肉が後退し歯が長く露出。歯槽骨がほとんど破壊され、歯がグラグラに。

も破壊されていきます。とうとう歯肉炎から「歯周炎」に進行しました。

自覚症状は歯ぐきの腫れや歯磨きのときに出血に気がつくくらいで、常に強い痛みがあるわけではありません。

この段階でも、**ていねいな歯磨きや歯科医師や衛生士による歯石・プラークの除去で、健康な状態に戻しやすい**と考えられています。

●サードステップ：中等度の歯周炎

炎症がさらに広がり、歯ぐきの色はピンクや赤、紫色などが混在した状態になります。また、歯が長くなったように見えたりしますが、そうではなく歯ぐきが本来の位置から下がって歯の根元付近が見え始めているためそう見えるのです。

歯を支える歯槽骨の破壊が進み、歯がグラつき始め、歯の違和感、口内のねばつき、口臭などさまざまな症状が現れてきます。出血したり膿が出たりして、炎症が広範囲に広がっています。歯槽骨の破壊が歯の片側だけで進むとグラグラが出にくい場合もあり、まだ歯周病だと気がつかない人もいるので要注意です。

途中からブラッシングをていねいにするようになると、表面の歯肉炎はだいぶ改善されますが、一度溶けた骨が元に戻ることはありません。この段階になると、**プラークや歯石除去だけでは改善が難しい**ため、外科手術を行う必要が出てきます。

インプラントはすべて保険適用外です。

●フォースステップ：重度の歯周炎

いよいよ重症になってきました。歯ぐきはさらに下がり、歯槽骨は半分以上溶かされて、レントゲンで見ると根元の歯は細長く見えます。**歯ぐきからは血や膿が出て、口臭もひどくなっていきます。**歯もグラつきがひどくなり、きちんと噛めない、歯並びが変わった、発音がしにくいなど、さらなる症状が現れます。ちなみに、「歯槽膿漏」とは歯周炎が重症化して膿が出ている状態のことをいいます。炎症が長く続くと、炎症の場に細菌をやっつけにきた免疫細胞が戦って死んで膿になっていくのです。重症化した歯周病の典型的な症状なので、この状態を昔から「歯槽膿漏」と呼んでいました。

歯が抜けてしまえば部分入れ歯など、新たな治療が加わることになります。

歯肉炎に始まり、歯槽骨が溶けて歯が抜けてしまうほどの重症になるまでには何年もかかります。だから、**早期に発見して、適切な治療を受けることが大切**なのです。自覚症状が出てきたときには、すでにかなり進行しています。特にひどい口臭がしたり、歯並びが悪くなったりすると、重症の歯周病になっている可能性が高いといえます。

歯周病の原因と悪化させるリスクファクター

歯周病は自覚症状がなく、長年にわたって歯ぐきや骨にダメージを与えるため、徐々に悪くなるイメージがあるかもしれません。ところが、歯周病はバースト説が有力となっています。バーストとは、爆発する・破裂するなどの意味で、「車のタイヤがバーストした」などにも使われる言葉です。

バースト説は、活動期と休止期を繰り返しながら階段状に進行するという説です。進んでは止まりというふうに、**休止期→活動期→休止期→活動期を繰り返しながら、**

長期間にわたって重症化していきます。

活動期が始まるきっかけは、体の抵抗力が弱くなったときです。歯肉炎や歯周炎がある人は歯ぐきにも影響を及ぼしてしまうというわけです。

代表的な例をあげると、糖尿病があると歯周病が進みやすいことがわかっています。糖尿病との因果関係については、26ページで説明しています。

疲労やストレスなどで、抵抗力が落ちて細菌感染しやすくなることは誰にでもあります。だ

歯周病の進行イメージ

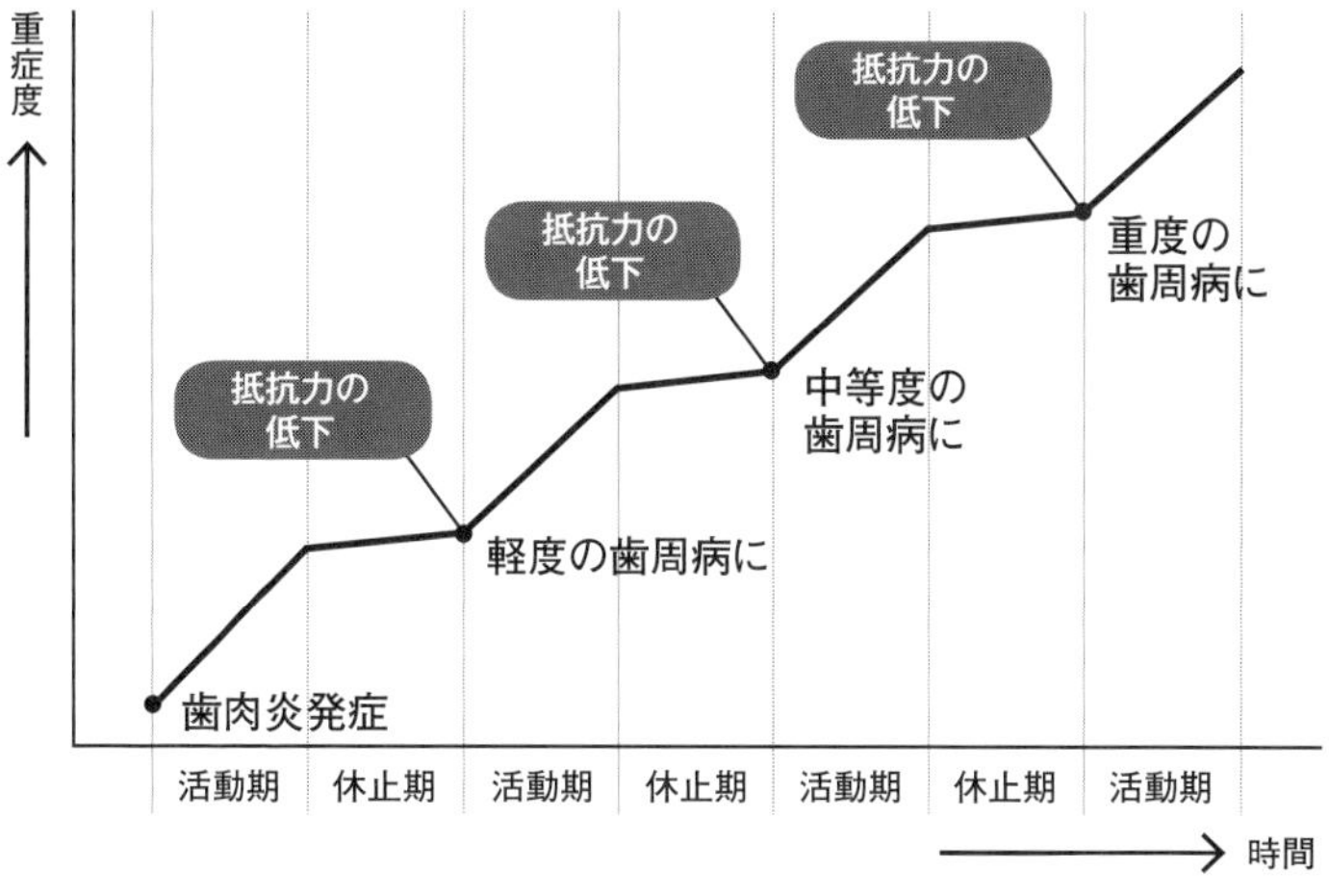

全体的にはゆるやかに悪化するように見えるが、多くは図のように階段状に進行する。

からこそ、歯周病を悪化させないよう、口内を常にきれいにしておくことが大事なのです。

確かに、歯周病の直接の原因は歯周病菌ですが、口内の環境は似通っていても、歯周病になりやすい人とそうではない人がいます。その違いは何かというと、病気が進む危険因子＝リスクファクターを持っているかどうかです。

まず**喫煙はそのひとつで、歯周病を悪化させる最大のリスクファクター**であることがわかっています。タバコを吸っているから歯周病になるというわけではありませんが、歯周病にかかっている人に喫煙習慣があると症状が進むことがわかっています。ニコチンをはじめとする有害物質が歯ぐきの血行を悪くさせること、免疫機能や細胞の働きを妨げることなどが原因と考えられます。

他に、**ストレスや低栄養、歯ぎしり（歯を左右にぎりぎりさせるタイプ）、年齢もリスクファクター**です。40代から歯周病のリスクが高まり、高齢な場合では進行が早まることがあります。

歯ぎしりではなくても、普段から**歯をくいしばって歯に力が入っていることも歯周病のリスクファクターです。**専門的にはＴＣＨ（Tooth Contact Habit）といい、意識はしていなくても上下の歯を常に接触させる癖として知られていて、歯周病の人には要注意です。寝ている間のくいしばりはよく知られていましたが、最近は起きて働いている間にもくいしばっているという例が増えています。

　ＴＣＨは、噛みしめることで歯周組織に力がかかって血流が悪くなり、力を抜くと一気に血流が戻

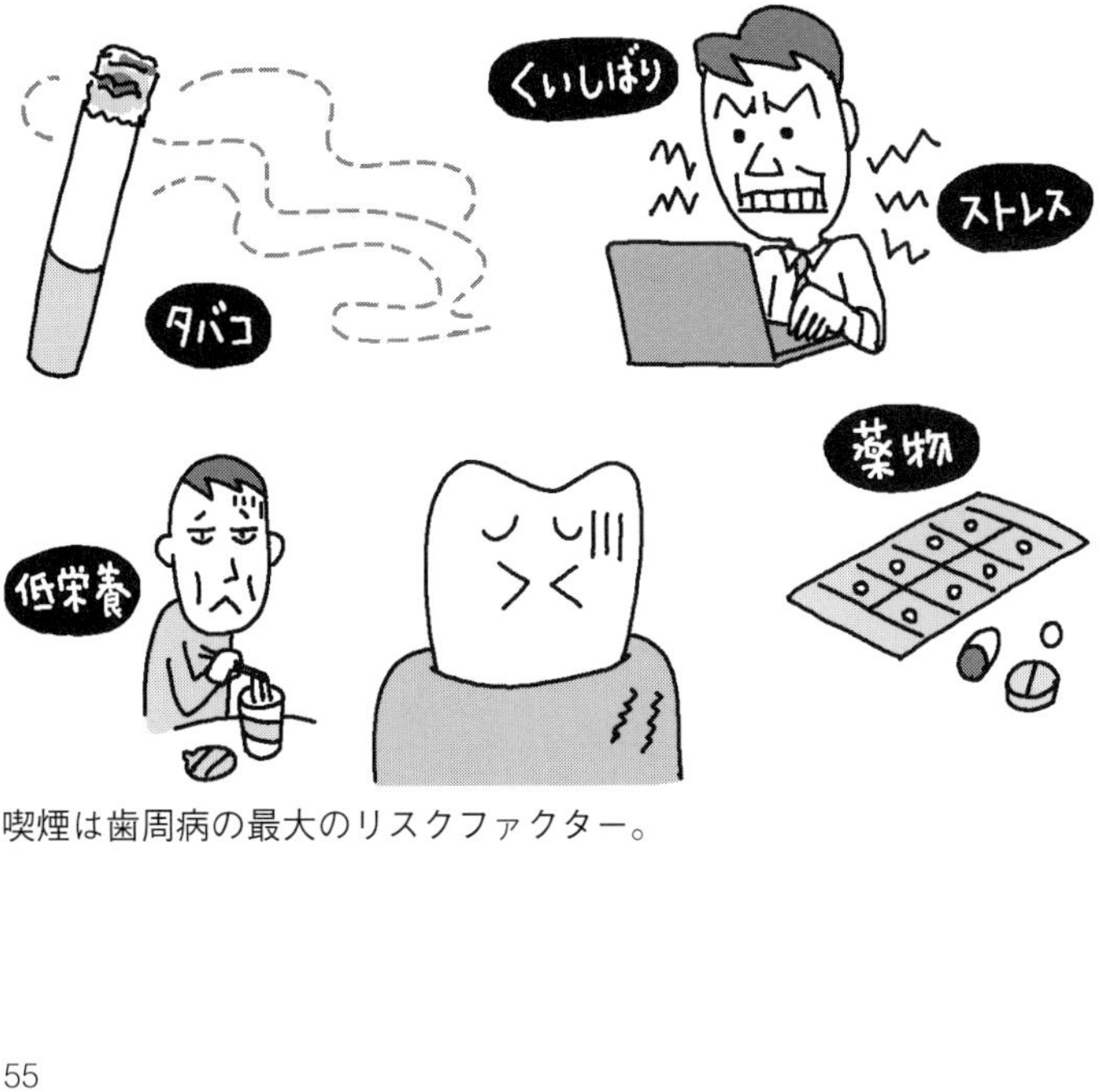

喫煙は歯周病の最大のリスクファクター。

ることが炎症を悪化させると考えられていて、それが繰り返されることが要因です。

ＩＴ時代になり、ＴＣＨが急増しています。パソコンに向かいっぱなしで息抜きができなかったり、労務管理が厳しくてストレスフルの人が増えたりしているせいだといわれています。

歯ぎしりとＴＣＨは歯周病の大きなリスクファクターですので、第３章でもう一度取り上げることにします。

さらに、薬物性歯肉炎といって降圧剤や免疫抑制剤を飲んでいることで歯ぐきが腫れ、歯周病が急激に悪くなることがあります。このように、**薬もリスクファクターのひとつ**になり得ます。

個人差もありますが、薬を変えるとよくなるケースもあるため、心配な方は歯科の主治医と医師に相談してみましょう。

このように、歯周病は口の中の不潔、つまり口腔細菌・歯周病菌だけで悪くなるのではなく、リスクファクターと呼ばれる「悪の応援者」が存在するわけです。個人によって状態は異なるので、じっくりと主治医の先生と相談をしてください。

こんな人が歯周病になりやすい

歯周病の原因は歯周病菌なので、この細菌をもっていると歯周病になりやすくなります。口の中には、７００種類もの細菌がすんでいます。その中にはいいものも悪いものもいますが、歯周病菌の割合が増加すると歯周病を発症するリスクが高くなります。

特に、18ページで説明した**レッド・コンプレックスと呼ばれる3種類の菌をすべてもっている人はリスクが高く、なかでもP・g**（ポルフィロモナス・ジンジバリス）**菌をもっていると、歯周病が5倍進みやすい**といわれています。

次に後期高齢者は抵抗力が弱くなっていることもあり、歯周病があるとあっという間に進んでしまいます。高齢者は生活習慣病をもっている人も多いため、相互で悪い影響を与えてしまうことが懸念されます。

また、2型糖尿病患者はそうでない人に比べて、歯周病発症率が2・6倍になることがアメリカの研究で報告されました。現在では、糖尿病があると歯周病になりやすく、歯周病があると糖尿病が治りにくいということがわかってきました。そういった背景があり、歯周病は糖尿病の第6の合併症と認定されたわけです。

歯周病が他の合併症と違うのは、相互作用があることです。例えば、末梢神経障害という合併症を治しても糖尿病は治りません。ところが歯周病がよくなってくると、血糖値が下がったり、治療薬が減ったりすることがあります。このことはすべての糖尿病患者に当てはまるわけではありません。しかし、歯を治すことは全身の健康にとって非常に大事です。

糖尿病の人、血糖値が高い人は、歯科医院も受診して口内の状態をチェックし、歯周病がないかどうか診察してもらうようにしましょう。

歯科医院での歯周病治療の進め方

昔、むし歯をドリルで削られて歯医者嫌いになった人も少なからずいることでしょう。「もしかして歯周病?」と思っても、過去の経験から歯科医院に足が遠のいてしまっている方もいるかもしれません。

確かに、以前は歯周病ならすぐに抜歯、という歯科医院もありましたが、**最新の歯科治療では、「できるだけ歯を残す」ことを主流に治療が進められています。**前にも説明したように、歯肉炎や軽度の歯周炎のうちなら、ブラッシングと歯石を取ることで健康な歯ぐきに戻すことができるのです。早期発見・早期治療のために、歯科医院での治療の進め方を見ていきましょう。

●医療面接（問診）

歯周病治療の基本は、プラークや歯石を取り除く「歯周基本治療」となります。まずは問診です。これまでにどのような症状があったか、いつ頃から症状を感じるようになったか、どんなときに症状が出るかなどを聞きとります。

その際、血圧や血糖値、常用している薬、これまでの病歴を聞かれることがあります。歯科治療とは関係なさそうですが、歯周病は全身の病気とも関係していて、歯ぐきが腫れる薬などがあるため、必ず申し出てください。他に骨粗鬆症や血圧など、複数の薬を服用している方は、念のため実物やおくすり手帳を持参すると確実です。薬

治療の流れ

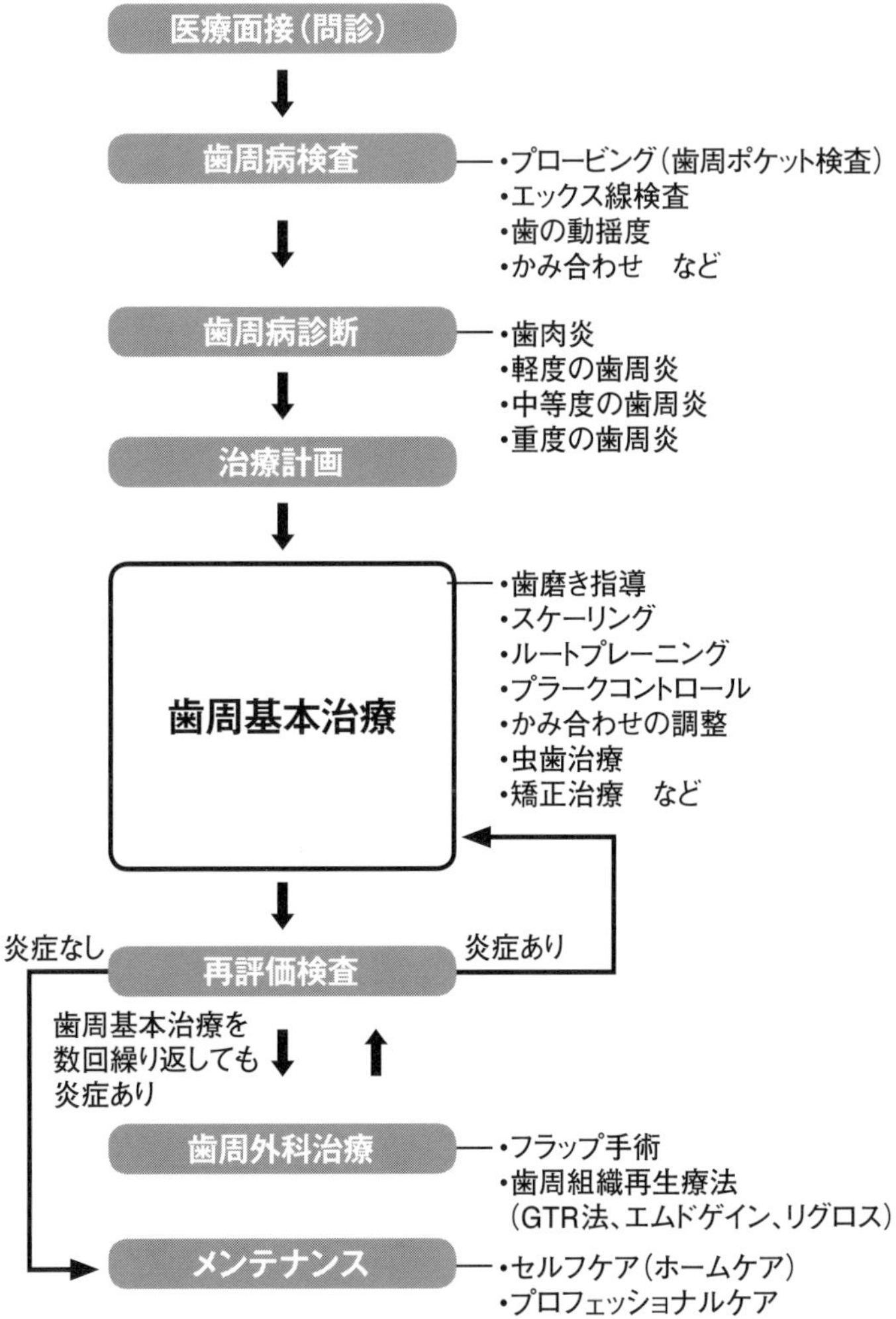
医療面接（問診）
歯周病検査
・プロービング（歯周ポケット検査）
・エックス線検査
・歯の動揺度
・かみ合わせ　など
歯周病診断
・歯肉炎
・軽度の歯周炎
・中等度の歯周炎
・重度の歯周炎
治療計画
歯周基本治療
・歯磨き指導
・スケーリング
・ルートプレーニング
・プラークコントロール
・かみ合わせの調整
・虫歯治療
・矯正治療　など
炎症なし
再評価検査
炎症あり
歯周基本治療を
数回繰り返しても
炎症あり
歯周外科治療
・フラップ手術
・歯周組織再生療法
（GTR法、エムドゲイン、リグロス）
メンテナンス
・セルフケア（ホームケア）
・プロフェッショナルケア

の飲み合わせで気をつけなければいけない例もあります。

現在インフルエンザなどの感染症にかかっていないかどうかなども、院内感染を防ぐために必要な情報なので、伝えるようにしてください。こうした情報は、将来的にも必要になってくるため、かかりつけの歯科医院をみつけておくことはとても大切です。

また、重度の糖尿病にかかっている場合は、抜歯ができません。抜歯後にあいた穴がふさがらなくなる危険があるからです。

●歯周病検査

適切な治療を行うためには、現在の症状を正確に見極めなければいけません。

そのために、実際に口内を見て、歯周病の度合いをチェックします。

まずは、**歯周ポケットの深さを測るプロービング（歯周ポケット検査）が行われます。**プローブという目盛りがついた針を歯周ポケットに挿入して深さを測ります。このとき、出血するか膿が出るかも炎症の程度の目安になります。

さらに、エックス線検査で歯槽骨の吸収が進んでいるかを見たり、歯のグラつきはないか、歯石はどの程度あるか、歯ぐきの炎症はないか、プラークがどの程度付着しているかなどの検査が行われます。

●歯周病診断

すべての検査を終えたら、「歯周病診断」が行われます。診断＝診療をするための判断というわけです。

歯ぐきが炎症を起こしているだけなら「歯肉炎」と診断されます。深さだけですべてが決まるわけではありませんが、**歯周ポケットの深さが4ミリ以上なら、歯周病は**

歯周ポケット検査

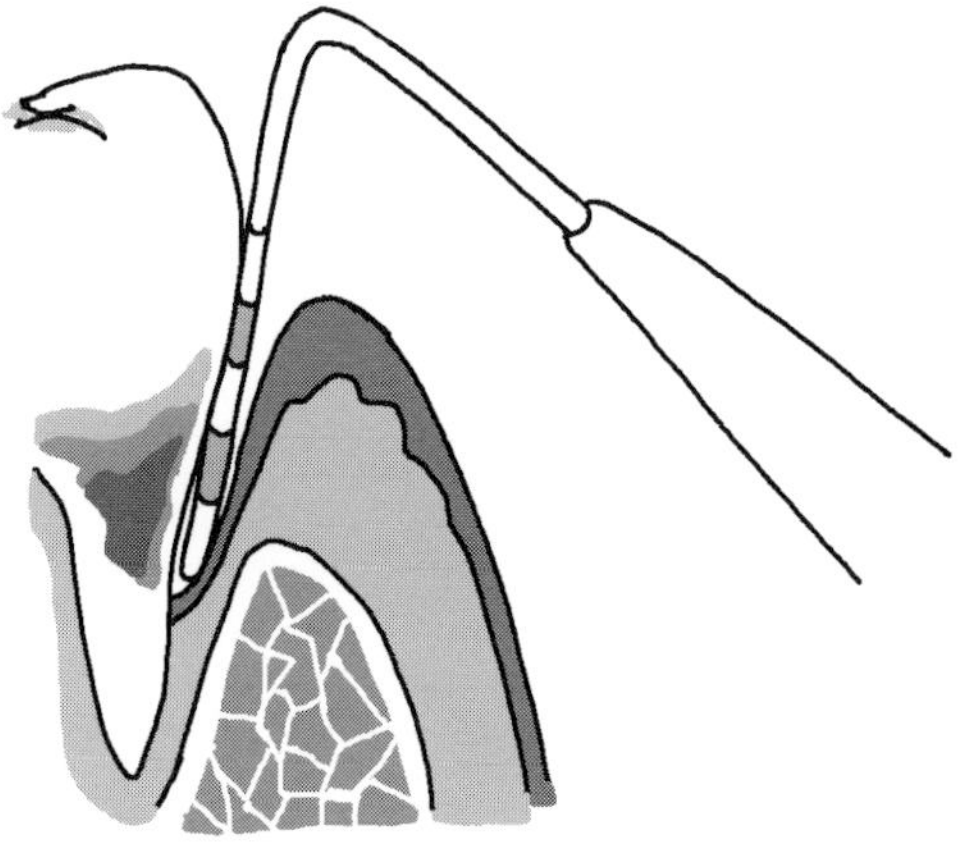

プローブを歯周ポケットに挿し込んで深さを計測する。

治療対象の程度に達していると考えられます。歯周ポケットの深さが4～5ミリなら「軽度の歯周炎」で、歯石やプラークの除去で治ることもあります。

歯周ポケットの深さが5～6ミリであれば「中等度の歯周炎」、それ以上の深さになると「重度の歯周炎」となります。

●治療計画

歯周病の程度に合わせて、治療計画を立てます。

歯肉炎や軽度の歯周炎なら、プラークや歯石などの汚れを取り除くスケーリングを中心にした「歯周基本治療」だけで治ることもあります。

歯周ポケットが深くて奥のほうまで歯石が入ってしまっていると、歯肉を麻酔して切開し、歯石や炎症のとれない組織を除去する歯周外科の必要が出てきます。

●歯周基本治療

「歯周基本治療」は、**歯周ポケットのプラークや歯石を削り落とすスケーリングやルートプレーニングを行います。**

先が細くなっている専用のスケーラーという道具を使い、付着したプラークや歯石を削り取ります。最近は、歯石を削るのに超音波スケーラーを使用する方法が定着しました。

次に、歯周ポケットのプラークや根にこびりついた歯石を削り落とし、歯根の表面を滑らかに整えるルートプレーニングも行います。汚れの付着を防ぐことができ、歯周ポケットを浅くできます。

また、歯周病の基本治療では、プラークコントロールなどのほかに、**かみ合わせの調整（咬合調整）**

歯石を取るスケーリング

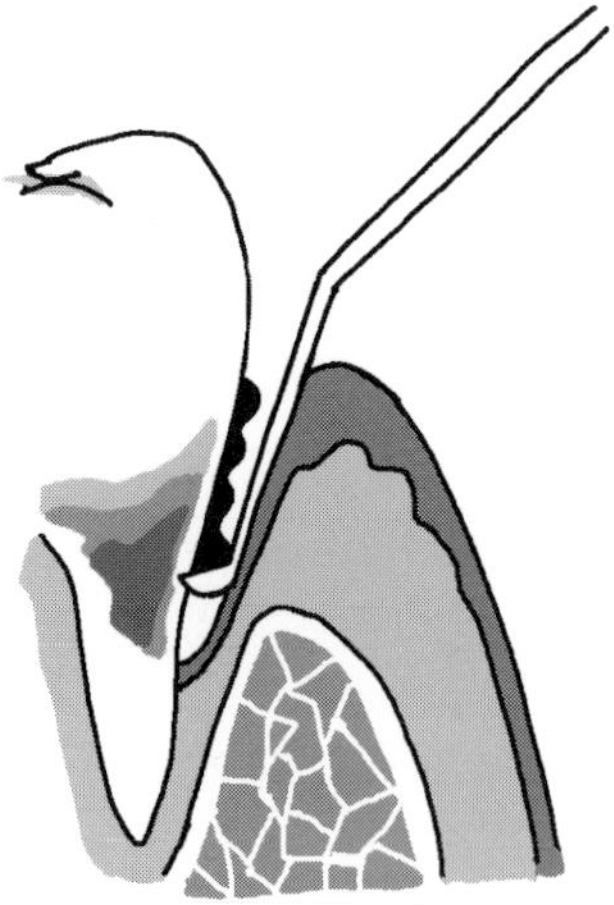

プラークや歯石はスケーラーを使って除去する。

も行われます。歯周病の進行とともに歯がグラついてきますが、その状態で噛むと歯への負担がかかり、抜けやすくなってしまいます。それを防ぐために、歯を削るなどして歯が揺すぶられないようにかみ合わせの調整も行います。隣の歯と連結することもあります。さらに、歯並びの状態によってどうしてもプラークがたまってしまうといった場合は、抜歯や矯正治療を行うこともあります。

歯石を取るだけでなく、虫歯や以前に治した歯のやり直し、とりあえずの入れ歯や仮歯の装着など最終的な仕上がりを念頭に、治療の内容や順番をよく考えます。手の施しようもないほど進んでしまった場合は、抜歯することもあります。

●再評価検査

歯周基本治療を一通り終えたら、状態を確認します。再評価検査といいます。歯ぐきの炎症が治まっていて、虫歯治療が終わり、グラつく歯はなくきちんと噛める状態であれば、治療は終了となり、今後は定期的なメンテナンスとなります。

まだ、**治りきっていない部位は、「歯周基本治療」に戻ります。**基本治療をもう一度繰り返し、それでも炎症が治まらずに、歯周ポケットの深さが改善されない場合は、外科手術でポケットの深さを減少させる方法もあります。

●歯周外科治療

「歯周基本治療」と「再評価検査」を繰り返しても歯周ポケットが治まらない状態であれば、「歯周外科治療」となります。ただし、糖尿病がコントロールされていなかったり、血液凝固を抑制する薬を飲んでいたりすると、歯周外科の適用ではないと判断されることもあります。

歯周外科は、深い歯周ポケット治療をするために、歯ぐきを切って根元部分を清掃する切除手術「フラップ手術」が基本となります。歯ぐきを切開する必要があるため、持病のある人は事前に申し出るようにしてください。使う薬によっては保険がきかない場合もありますから、治療期間や費用など、事前に医師とよく話し合いましょう。

ただし、重度の歯周病になっていて、歯を支える歯槽骨の破壊が進みすぎていると外科治療は難しくなります。その場合は抜歯後、歯を補うための治療が必要です。歯を補うための治療には、ブリッジ、入れ歯、インプラントがあります。

この治療が済むと、いい状態を保つためのセルフケアがとても大事になります。

最新の歯周外科治療

歯周病治療の流れで説明したように、プラークや歯石の除去といった歯周基本治療を行うと、歯ぐきと歯がぴしっとくっつき、歯周ポケットを浅くすることができます。ただし、歯周ポケットがすでに深くなっていて、その奥深くにプラークや歯石が入り込んでしまっていると、歯周基本治療だけでは不十分な場合もあります。

そこで行われる歯周外科治療について、最新情報を交えてもう少し詳しく見ていきましょう。

◇基本の治療／フラップ手術

歯周外科治療の基本の手技です。もっとも一般的な切除手術で、局所麻酔の後、歯ぐきを切開して歯を支える歯槽骨からはがし、歯根を露出させた状態にして、炎症を起こしている不良肉芽やプラーク、歯石を取り除きます。その後、歯ぐきを元に戻して縫合します。

この手術では、歯周ポケット内を確実にきれいにすることができますが、破壊された歯周組織は再生できず、下がっていた歯ぐきは元に戻らないので、歯の根元は露出したままになることが多いです。

◇歯周組織再生療法／GTR法とエムドゲイン

フラップ手術だけでも、炎症は治まり、70％は改善されます。しかし、歯ぐきは下がったままですし、歯槽骨は減ったままです。土台となる骨が減ってしまったままでは、歯は安定しないうえ、歯を

フラップ手術

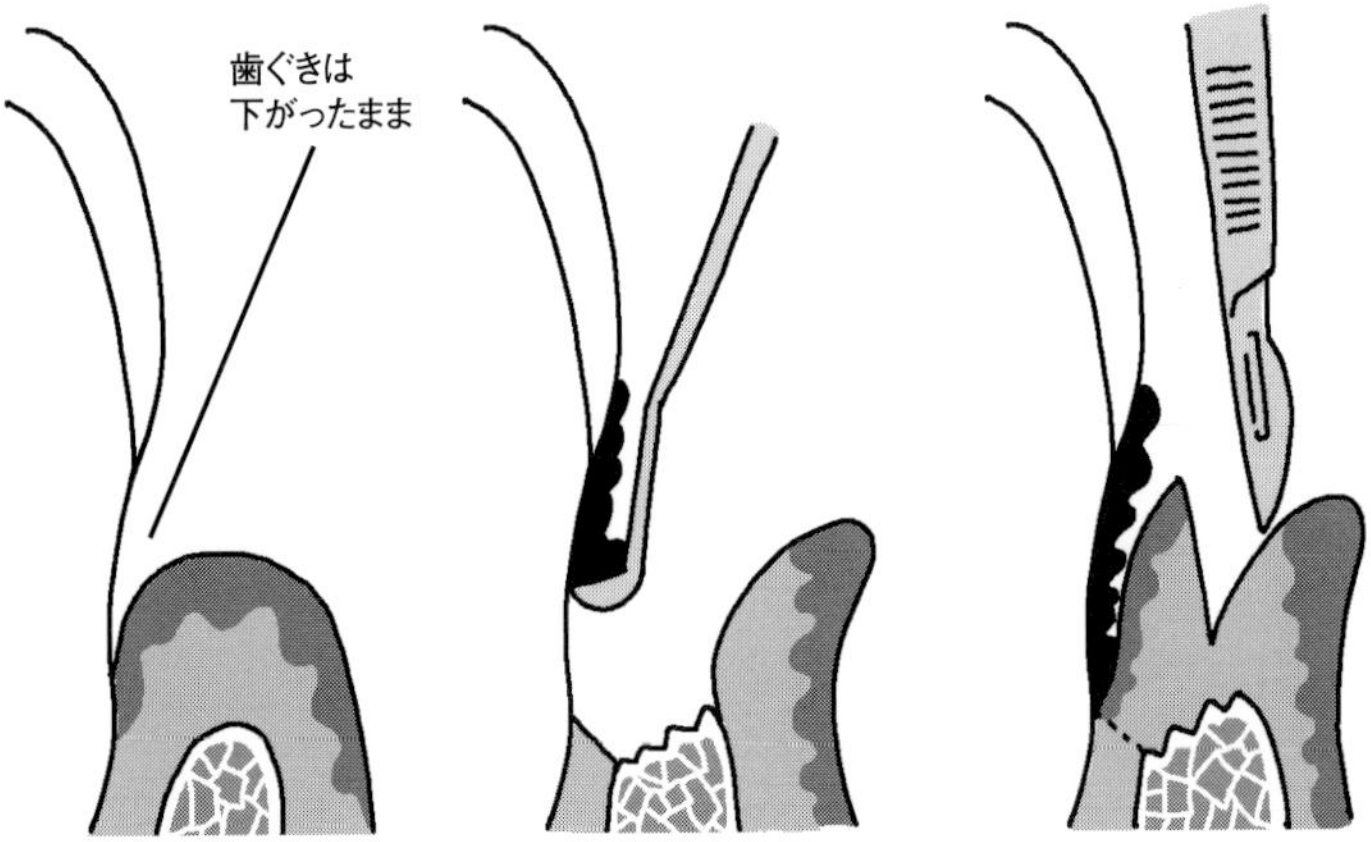

歯肉を切開して歯周ポケット内の歯根を露出させて、プラークや歯石を除去する。

抜かなければいけないケースも出てきます。そんななか注目されているのが、**破壊された骨を再生させる「歯周組織再生療法」です。**

これまで行われているのが、「GTR法」と「エムドゲイン」です。

歯周病で破壊された歯周組織はプラークなどを取り除くと、ある程度は再生されるのですが、歯ぐきの再生スピードのほうが早いため、歯槽骨が再生するスペースがなくなってしまいます。GTR法（歯周組織再生誘導法）は、歯槽骨が失われている部分を人工膜で覆って歯ぐきが入り込まないようにスペースを確保する方法で、保険が適用されます。技術的にやや難しく実施数は多くありません。

一方、エムドゲインは歯周組織が再生する最新の医療で、世界中で症例が増えています。フラップ手術で歯周ポケットをきれいにすると、破壊された歯根がむきだしに

再生法

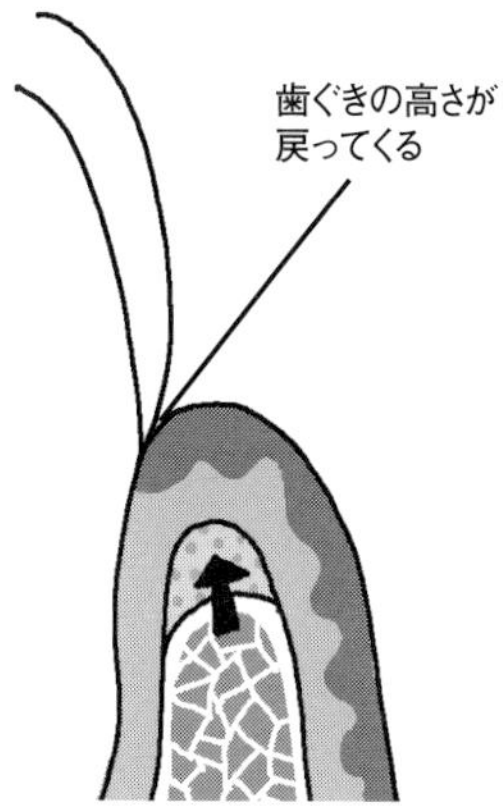

歯周組織再生法では、セメント質や歯槽骨が再生する。

なります。ここに、歯根膜の線維やセメント質、歯槽骨の再生を促す「エムドゲインゲル（一般名エナメルマトリックスデリバティブ）」というジェル状の薬剤を塗布します。

その後、歯ぐきを戻すと、個人差はありますが半年から2年程度でセメント質や歯槽骨が再生していきます。一部の病院では保険と併用できる先進医療として扱われていますが、原則として保険適用外で、多くの歯科医院では自費診療として行っているところが多いようです。

◇最新歯周組織再生療法／リグロス

さらに新しい再生治療があります。２０１６年から保険適用となった「リグロス（一般名トラフェルミン）」を用いる方法です。フラップ手術でむきだしになった歯根に、リグロスという液状の薬剤を塗布します。この薬には、骨の再生や血管の新生、細胞を増やすたんぱく質「ＦＧＦ２」が含まれていて、歯槽骨などの歯周組織の再生が可能です。９カ月ほどで歯周組織が再生するといわれています。

予防には歯科医院で早めの歯石除去と定期健診

いまのところ歯周病ではなさそうだと思った方も、免疫力が下がったり、ストレスをためこんだり、年齢を重ねたりすると、いつ発症してもおかしくないのが歯周病です。**歯周病は、デンタルプラークの除去（プラークコントロール）を行うことで予防できる病気です。**

まずは、セルフケアです。自分で行う日々のセルフケアの目的は、プラークをためないこと。そのために大事なブラッシングについては第4章で詳しく説明していきます。

ケアのもう1本の柱は、歯科医や衛生士によるプロケアです。ＰＭＴＣ（プロフェッショナル・メカニカル・トゥース・クリーニング）といって、最近はプロによるケアも定着してきました。

定期的に歯科医院で、機械を使って歯のデンタルプラークや歯石を取り除いてもらうことで歯周病の予防ができます。さらに、正しく歯が磨けていない場合は、歯のブラッシング指導やあなたに合った歯ブラシのアドバイスもしてもらえます。

歯周病が悪くならないために、日ごろからのセルフケアが何よりも重要なのです。

プロケアの目的は、再発の早期発見・定期的なクリーニング・ブラッシングなどの指導などがあります。虫歯も歯周病も、早く発見できれば時間も費用もそれほどかからずに済みますし、痛みもほとんどありません。歯科医院には、「歯が痛くなったから」「歯磨きして出血したから」など症状があってから行くものだと思っている人も多いでしょう。それでは、時間と費用がかかる・痛みが強い・元の状態に戻る保証はないなど、デメリットが多すぎます。

できれば半年に1回、それが難しければ1年に1回はプロによるケアで、いい状態をキープしましょう。

油断禁物！ インプラントも歯周病になる!?

自分の歯のように噛める人工歯根治療が、インプラント治療です。あごの骨に人工歯根（チタン製のネジのようなもの）を埋め込み、その上に人工の歯を取り付けるというものです。入れ歯やブリッジより見た目がよく、自分の歯と同じような感覚で噛むことができるし、何度も作り直す必要がないなどのメリットは多く、近年利用者が増えてきました。

人工の歯なので虫歯になることはなく、もう安心、と思っている人はいませんか？　インプラントは虫歯にはならなくても、

ケアを怠ればインプラントの歯周病ともいうべき「インプラン

インプラントの構造

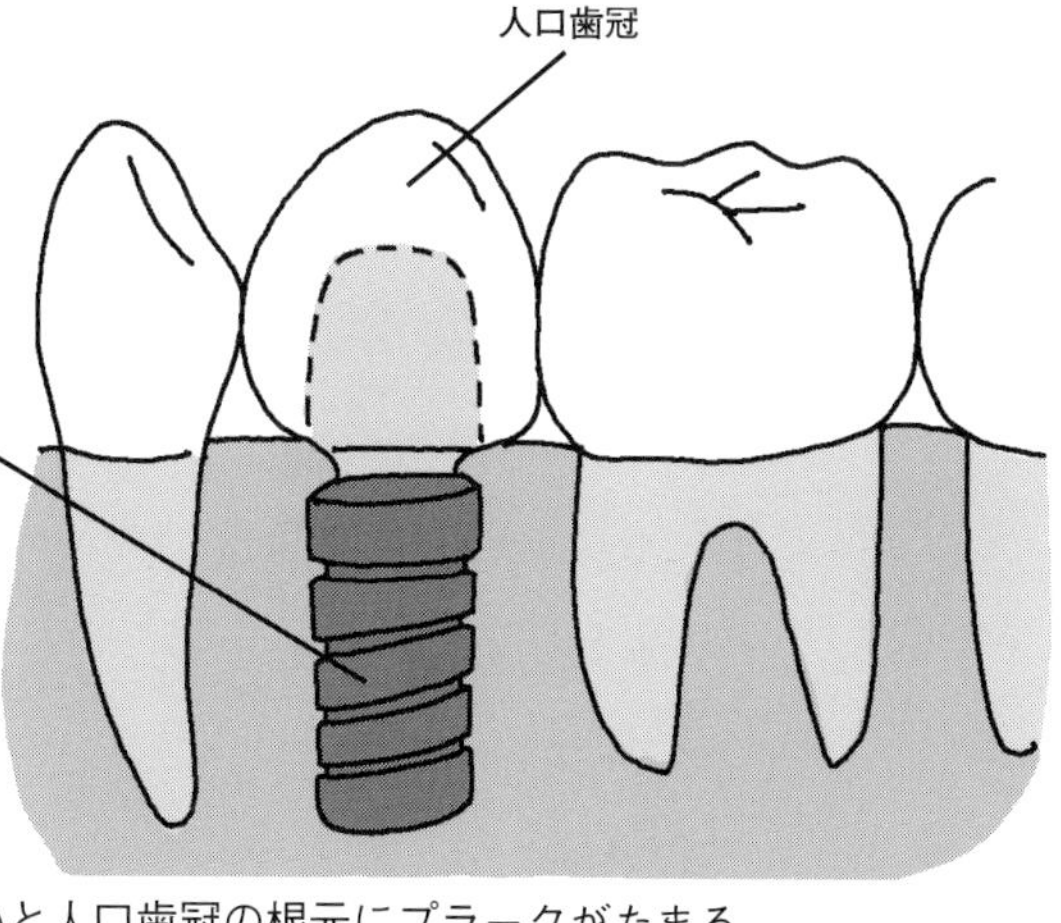

ケアが悪いと人口歯冠の根元にプラークがたまる。

ト周囲炎」になることが多いのです。

インプラント周囲炎は、歯周病と似た病気で、インプラントを埋め込んだ歯ぐきにプラークがたまり、たまったプラークが人工歯根を支えている周りの骨を溶かしていく病気です。症状が進むと、せっかく入れたインプラントが抜けてしまうこともあります。

そうなると、新たにインプラントを入れるということがとても難しくなります。

インプラントであっても、適切なブラッシングや定期的なメンテナンスは欠かせません。インプラントにした原因が、歯周病で抜歯したからというのであれば、悪玉の歯周病菌がいたわけですから、きちんとしたケアを続けなければ、それこそ同じことが繰り返されることになります。

毎日の口腔ケアとともに、プロによるケアを忘れないようにしましょう。

第3章

噛めなくなる前に さまざまな口腔トラブルを撃退！

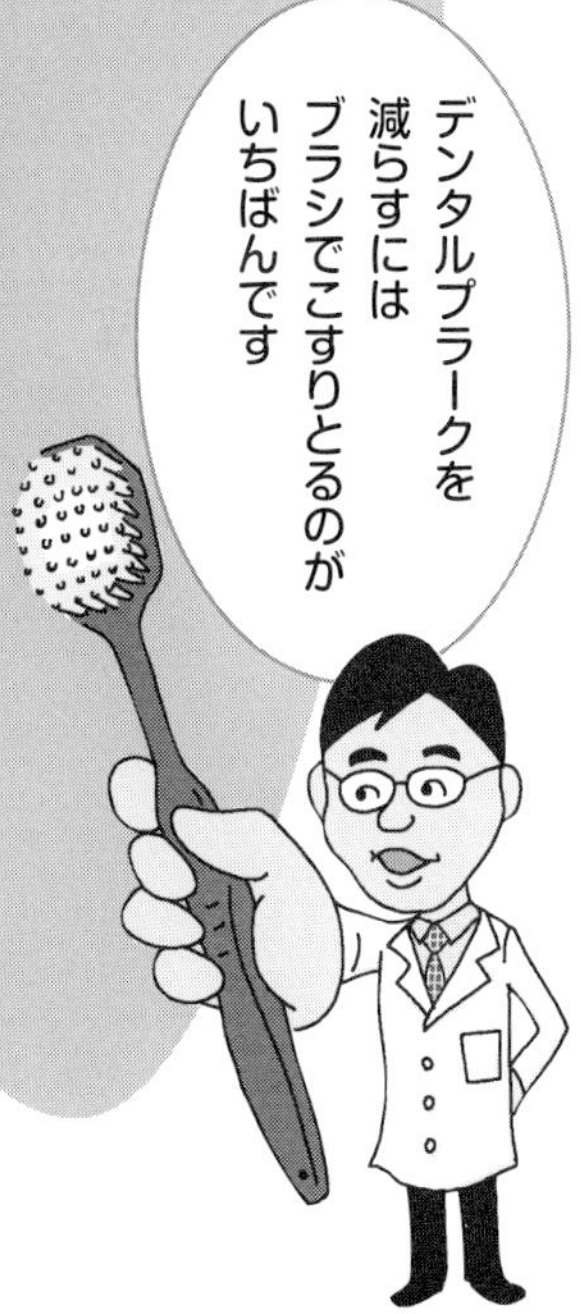
デンタルプラークを
減らすには
ブラシでこすりとるのが
いちばんです

歯を失う原因の2位は虫歯

歯周病の怖さをお伝えしてきましたが、他にも多くの口腔トラブルがあります。

歯を失う原因の1位は、これまで見てきた歯周病です。2位は虫歯で、この二つを合わせると、歯を失う原因の74％にもなります。特に中年期以降、人生の後半で歯を抜く理由の多くは歯周病です。

虫歯というと、子どもがかかるものと思っている人がいるかもしれませんが、それだけではありません。近年は若年層で虫歯が減る一方で、中高年では虫歯が増加しています（83ページ表参照）。

虫歯の原因は、虫歯菌です。代表的なものはミュータンス菌といいます。ミュータンス菌は、ほとんどの人の口の中にすみついていますが、それだけでは虫歯にはなりません。いいエサといい環境が必要です。

ミュータンス菌のエサとなるのは、糖です。口の中の糖を利用してネバネバした物質をつくり、歯にくっつきます。ネバネバしているので、いろいろな細菌がくっついて留まりやすくなり、細菌の塊ができあがります。これが46ページでも説明したデンタルプラークで、体に付着しているバイオフィルムの代表例のひとつです。つまり、**デンタルプラークは、バイオフィルムですから水に溶けず、磨き残すと歯の表面に長く留まることになります。**

細菌にとってバイオフィルムは最高の住環境ですから、細菌はどんどん増殖していきます。そしてミュータンス菌などの虫歯菌が糖を栄養分として「酸」を作り出すと、そのまま歯の表面に残り続け、歯の表面であるエナメル質からカルシウムやリンなどのミネ

歯を失う原因

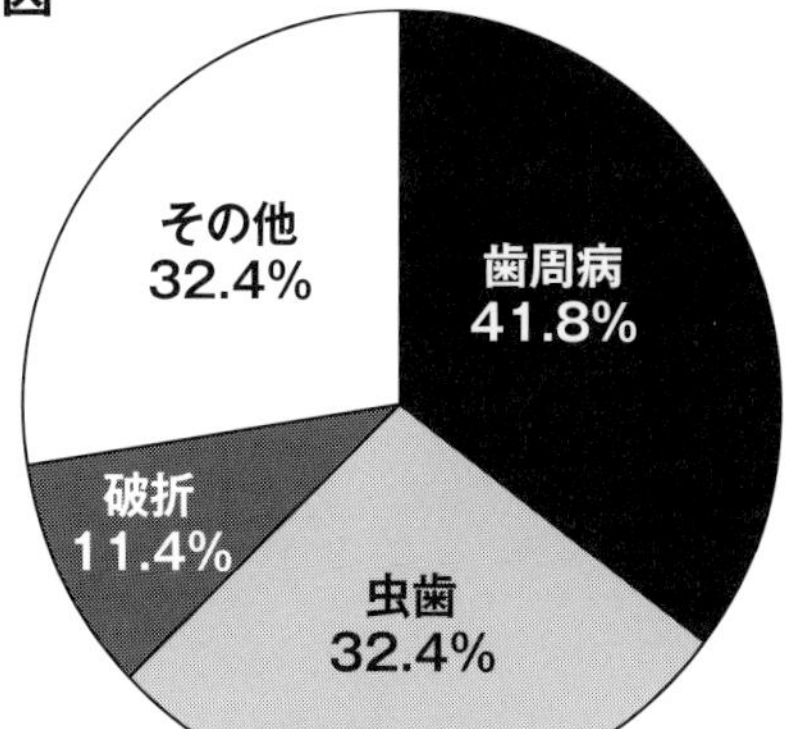

歯を失う原因は虫歯と歯周病で74%を占める。

出典:(財)8020推進財団「永久歯の抜歯原因調査」より

ラル分が溶けていきます。これを「脱灰《だっかい》」といい、虫歯が生じる基本的な仕組みです。歯の組織は、酸性に弱いのです。

食事のたびに口の中は酸性に傾きますが、唾液のおかげで食後20分程度経つと中性に戻ります。その際、唾液中のカルシウムやリンが補われることで、エナメル質が再形成される「再石灰化」が起こります。

通常、健康な歯は脱灰と再石灰化を繰り返していますが、脱灰の状態が続いて再石灰化が追いつかなくなると、歯に穴があいてきます。これが虫歯のはじまりで、徐々に溶けるほうが勝るのです。バイオフィルムで覆われたところは、酸によって虫歯になってしまいます。

脱灰の状態が続く原因のひとつが、糖分が口の中に残っていること。「食後は必ず磨いているのに虫歯になった」という人は、磨き方が悪く、糖分を含んだデンタルプラークが歯の表面に残っていたと考えられます。食事ではなくても、しょっちゅう飴をなめているとしたら長い時間糖分が口の中にあることになります。また、職場での甘いおやつも要注意ポイントです。みんなでちょっと息抜きにおみやげのお菓子をつまんだり、小腹が空いてチョコレートを食べたりといったことは多いでしょう。でもその後、歯磨きやデンタルフロスまでしていますか？　そこまでの時間はないという人が多いのではないでしょうか。

虫歯をつくらないようにするには、どうすればいいでしょう。口の中の細菌をゼロにすることはできません。では、エサはどうでしょう。砂糖だけでなく、食物に含まれる炭水化物も消化される過程で糖となるため、まったくとらないというのは現実的ではありません。こうなると、口の中をきれいにして、**「細菌を減らす・エサとなる食べかすを減らす」**しかないのです。つまり、**ていねいなブラッシングがいちばんの近道です。**

ちなみに、虫歯がなぜ歯周病のように歯ぐきの奥深くではなく歯の表面にできるかというと、虫歯菌は空気が大好きだから。空気によく触れられる表立った場所で活動するのです。

中高年の虫歯が増えている！

今、なぜ大人の虫歯が増えているのでしょうか。それは、40代以上の約8割の人がかかっているといわれる歯周病に関係があります。

2章で説明したように、歯周病によって歯ぐきが下がります。歯周病の人が外科治療をしたとしても歯ぐきは下がります。歯ぐきに埋まった歯根部にはエナメル質がありません。歯根の外側はセメント質という、比較的柔らかな組織で覆われていて、表面は歯根膜の結合に使われていただけあって、顕微鏡を見るとデコボコです。ツルルなエナメル質よりもプラークが付着しやすく、虫歯ができやすくなってしまうのです。これが**「根面《こんめん》う蝕《しょく》」という、歯と歯ぐきの境目や歯ぐきが下がって露出した根が虫歯になるタイプです。**

歯周病ではなくても、高齢になると歯ぐきは下がってくるもの。そこに糖や炭水化物（＝糖質）の多い食事が加わると、虫歯も増えるわけです。

そして、**年を取るにつれて唾液が減ってくることも虫歯の原因になります。**唾液が減るのは、加齢によって唾液腺の機能が低下するからです。細かく砕かれた食物は歯の表面から唾液によって洗い流されますし、唾液の中には多くの抗菌物質が含まれていて、虫歯菌をやっつける力があります。加齢により、唾液やそこに含まれる抗菌物質が減ることでも虫歯になりやすくなるのです。

唾液が減るのにはもうひとつ理由があります。それは、常用している薬です。例えば高血圧の薬や花粉症の薬、胃薬、頭痛薬……、40代以上になると、多くの人が薬を服用しています。花粉症の薬や

根面う蝕

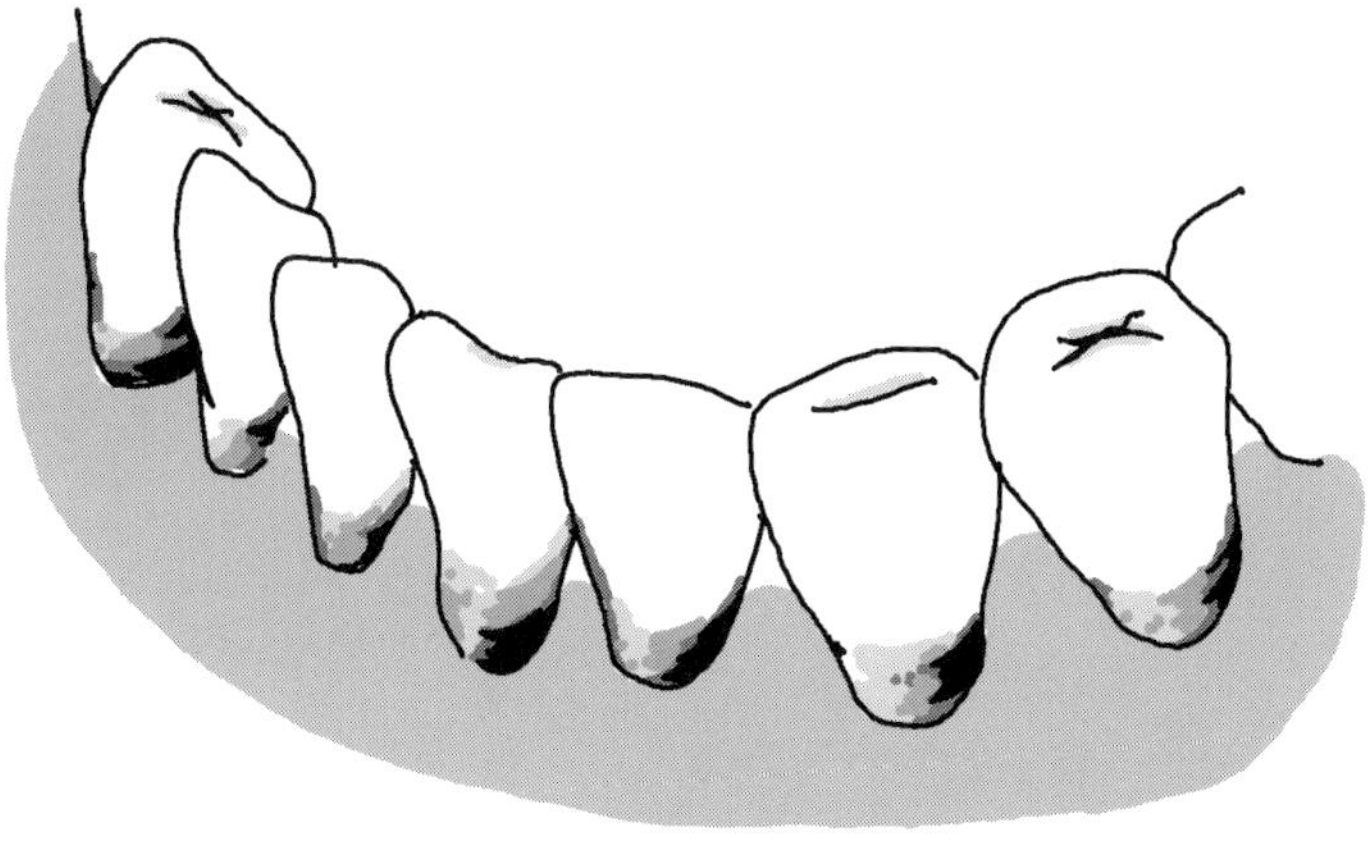

高齢者に多く見られる虫歯で、歯と歯ぐきの境目や下がった歯ぐきの根元にできる。

降圧薬のいくつかの薬は、副作用として唾液の分泌が減ってしまう場合があります。

さらに、**詰め物をした古い治療痕の虫歯も増えています。**詰め物をする際に使用した歯科用のセメントなどの材料は、時間が経つと劣化して溶けやすく、歯と詰め物の間にすき間ができてしまうのです。そこに食べ物かすや虫歯菌が入り込み、虫歯を発生させてしまいます。

またときには、治療中であるにもかかわらず、痛みがなくなったからと通院するのをやめてしまう人がいます。痛みがないことと、治療が完了したことは違うのです。きちんと虫歯の治療が完了するまで通院しなくてはいけません。

こうしたことから、**日本では50代以降の虫歯が増えています。**さらに日本は超高齢社会ですから、歯周病だけでなく虫歯の人が増えているのです。歯周病も虫歯も、重度になると本人は気づかなくても口臭がひどくなるため、歯とともに友人も失いかねません。

とにかく、口の中をできる限りきれいにしておくこと。最近歯ぐきが下がってきたという人は、歯ブラシで歯ぐきを傷つけないようやさしくていねいにブラッシングすることを心がけましょう。

もうひとつ、**虫歯予防に有効なのがフッ素です。** 歯医者さんで虫歯の予防にフッ素を塗ってもらった、フッ素入り歯磨き剤をすすめられたという方もいるでしょう。

フッ素がエナメル質を作るハイドロキシアパタイトに取り込まれると、酸に対してとても強くなります。また、口内細菌の活動を抑えたり、歯から溶け出したカルシウムやリンの再石灰化を促進してエナメル質を修復したり、歯質を強化するなど、虫歯を防ぐ効果があります。

中高年に虫歯が増えている

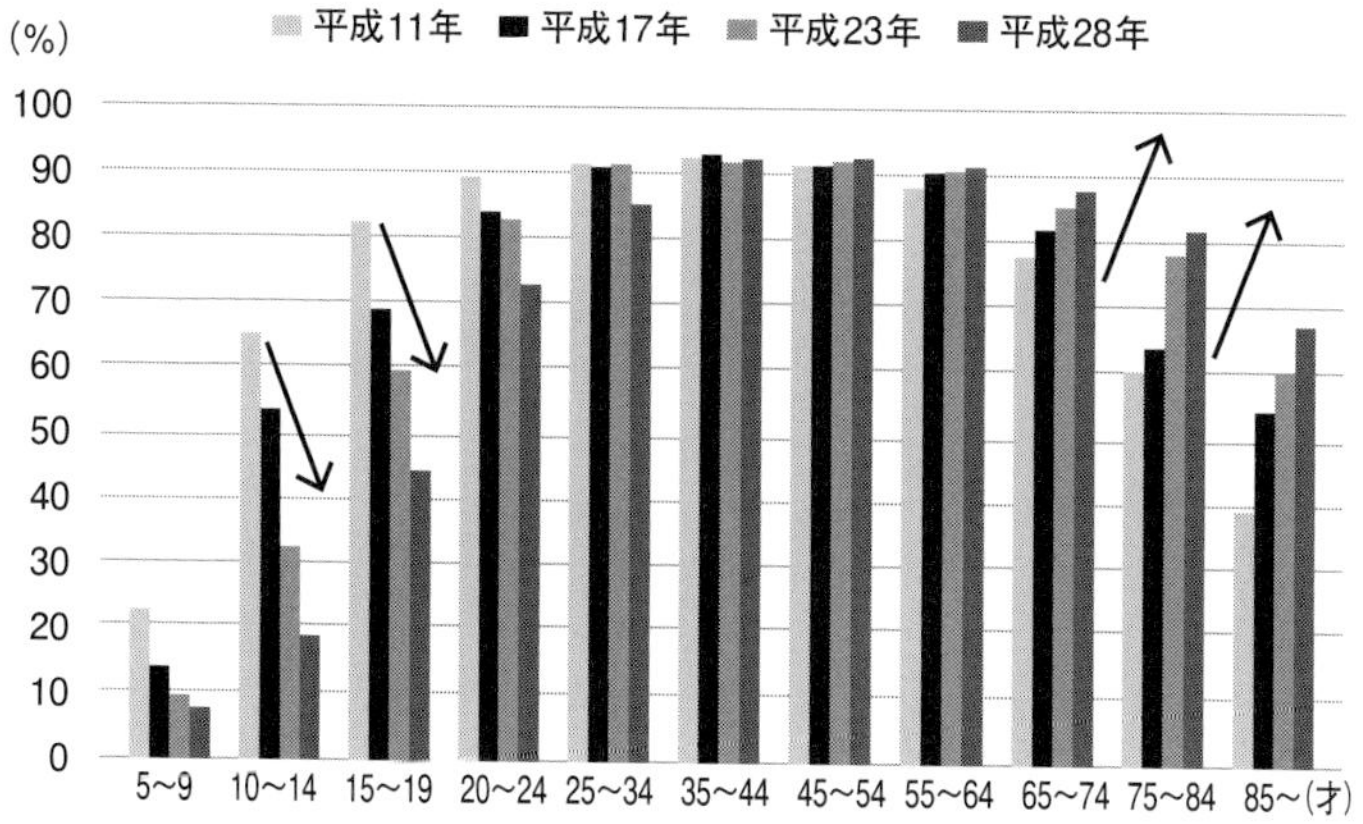

若い年齢層では年々虫歯が減っているのに比べ、それ以降、特に65才以降は虫歯を持っている人が増えている。

出典：厚生労働省「平成28年歯科疾患実態調査」より

実際、虫歯予防の進んでいるヨーロッパ各国では、高濃度のフッ素が配合されている歯磨き剤を使用して日本よりも虫歯の少ない状況を維持しています。

これまで日本の歯磨き剤のフッ素配合基準は１０００ｐｐｍでした。国際基準の１５００ｐｐｍと比べて低かったのですが、２０１７年３月から、国際基準と同じ１５００ｐｐｍに引き上げられました。高濃度フッ素配合の歯磨き剤が簡単に手に入るようになったことは、口腔衛生の先進国に一歩近づいたといえるでしょう。

若いときに虫歯に悩まされたことがない人は、「自分は大丈夫」と思いがち。虫歯になりにくいから歯周病にもならないなどということはなく、その逆もありません。定期的に歯科医院でチェックしてもらう習慣をつけて、虫歯も歯周病もない毎日を送りましょう。

歯ぎしりやくいしばり癖も虫歯や歯周病の原因に

「歯ぎしり」や「くいしばり」は、専門的にいうと**「昼間の無意識時や睡眠時に起**

こる噛むことに関係する筋肉の異常な緊張」となります。きっかけは人によりさまざまですが、どちらも無意識にやってしまうために自分で辞めることも弱めることもできず、始末が悪いのです。精神的なストレスや慢性の肉体疲労、夜間の浅い眠りなどで悪化するといわれています。

歯ぎしりは、食べ物をすりつぶすわけでもないのに、ぎりぎりと上下の歯を強く接触させながらすり合わせる状態で、歯が異常にすり減ってしまう「咬耗《こうもう》」の原因になったり、歯が欠けたり、割れたりすることもあります。すり減りが少なければ、歯自体を左右に揺さぶるような大きな力が働き、動揺が増す、つまり歯周組織の破壊につながります。ぎりぎりという音で就寝時に家族からの指摘で気がつくことが多いのです。

一方、くいしばりはぐっと強くかみしめる癖です。音がしないため家族から指摘されることは少なく、自覚はあまりないケースが多いのですが、しかし起床時になんとなく頬やあごの筋肉が疲れていることで気がつくことが多いようです。食事などのために上下の歯が接触するのは1日にせいぜい20分程度という報告がありますが、くいしばりのひどい患者さんを調べると一晩で1時間以上というような長時間にわたり、すごく強い力でかみしめる例があることもわかっています。**歯を支える歯周組織は、**

そんな長時間に及ぶかみ合わせの力に耐えられません。結果として歯周病が進みやすく、治りにくい状態をつくりだしてしまいます。また、歯ぎしりと同じように歯やセラミックが欠けたり根が割れたりするトラブルにもつながります。

これらの悪い噛み癖は、頬の内側に上下の歯の合わさる高さに白い線があることや、舌の縁が歯に押しつけられて跡が残っていることで気づきます。また、就寝時にみられる典型的な例でなくても、例えば、仕事中にパソコン操作などに集中しているときや強度の高い運動をしているときなど、日常の活動のなかでもく

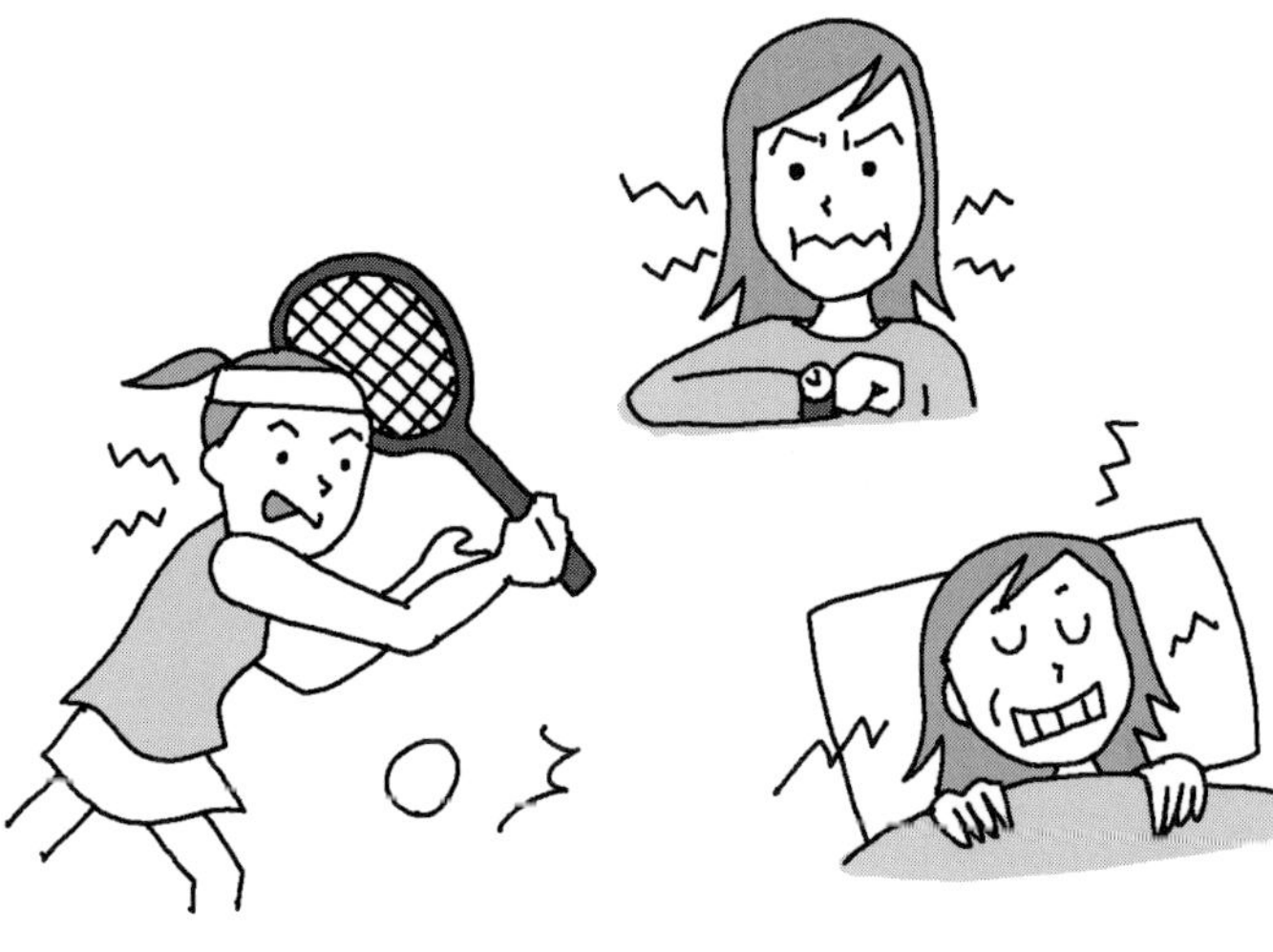

いしばるような事例も多く、くいしばりの力の強弱や持続する時間などの多少があっても、歯や歯周組織、さらには顎関節まで影響を与えることがわかってきました。上下の歯が必要以上に接触していることがよくないわけですが、これらを歯列接触癖(Tooth Contacting Habit：TCH)として研究や治療が本格的になってきました。歯周病の悪化にも大きくかかわりますが、やや専門的な話になるのでここではTCHについては、言葉を紹介する程度にとどめます。

歯ぎしりであれくいしばりであれ、悪い噛み癖の原因はさまざまで、特効薬はありません。歯ぎしりやくいしばりを自分に言い聞かせて改善に導く暗示療法もありますが、顕著に効く例は多くありません。**対症療法になりますが、噛んでしまう間だけマウスピースをつける方法もあります。**歯ぎしり自体が根本的におさまるものではありませんが、歯ぎしりから歯や歯周組織を守り、肩や首の緊張を和らげることもあります。マウスピースは原則として保険がききますから、歯科医院で自分の歯型に合うものをつくってもらうほうがいいでしょう。

噛めなくなると、ますます虫歯が悪化する!?

日本人が歯を失う原因は、歯周病と虫歯だとこれまで説明してきました。虫歯になると痛みから噛めなくなり、歯周病になると歯を支える骨がなくなってしまうために、歯がグラグラします。そうすると、硬いものや繊維質のものが噛みにくくなるため、食べ物の好みが変化するようになっていきます。実際に、奥歯がない人の食の傾向を調べると、繊維質の多い野菜や小魚などの噛みにくいものを避ける傾向があり、また、義歯の人は食物の小片《しょうへん》が挟まると痛いので、それらのものを避けるようになります。

その代わりに柔らかい食感のご飯やパンを多く食べるようになり、ケーキやまんじゅうなどの柔らかいお菓子も増えてきます。こうした柔らかいものは炭水化物が多く含まれ、**糖質の摂取量が増えると、歯と歯の間や、歯と歯ぐきの間にプラークがますますたまって、虫歯ができやすくなります。**年を取るにつれて、さまざまな要因の相乗効果で、歯の具合が悪化していくのです。その不健康な歯が、肥満傾向に加担しているといわれることもあります。

糖は虫歯菌の大好物。炭水化物と砂糖をふんだんに使ったお菓子がたくさん、長い間口の中にあったら、大喜びで大活躍するのはもうおわかりでしょう。

こうした加齢にともなう歯のトラブルを避けるためにも、しっかりした歯磨きが大切です。歯のブラッシングは第4章で詳しく説明しますが、歯のつけ根を磨きすぎると歯が削られるというのは、歯科医療に携わる人たちの間では常識なのですが、意外と一般の方には知られてい

くさび状欠損

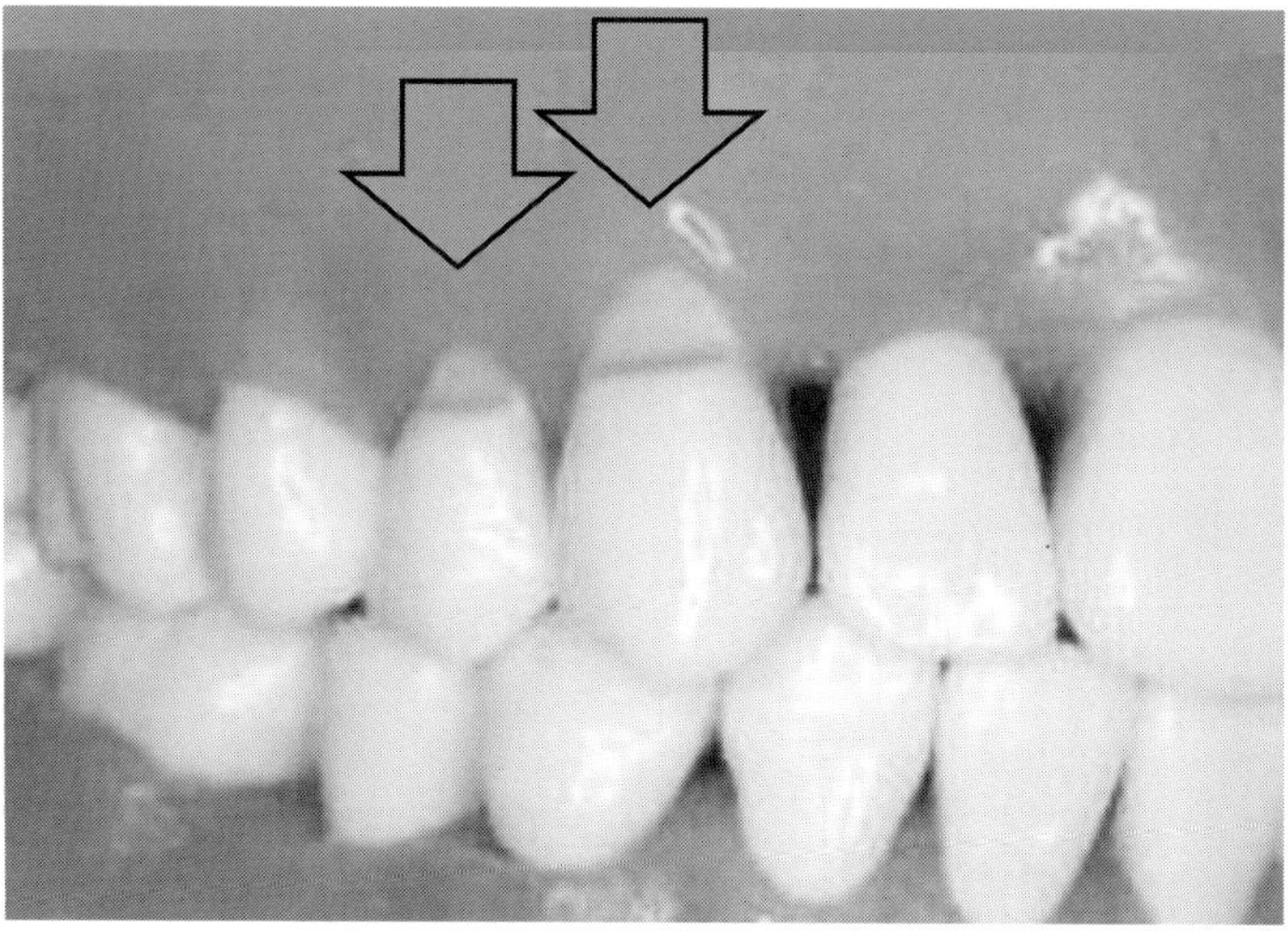

強く横磨きをすると、歯の根元が削れてしまう「くさび状欠損」に。

資料提供：株式会社ニッシン

ないようです。
歯ブラシを左右に大きく動かして磨く、いわゆる**「横磨き」**をすると、**歯の根元に斧を打ちこんだように削れてしまう、「くさび状欠損」になることがあります。**高齢者の場合、ここから歯が折れてしまうこともあります。折れた歯が、誤嚥や誤飲で体に入ってしまうと大変なことになってしまうので、注意が必要です。
正しい磨き方を身に着けるには、歯科で指導してもらうのがいちばんです。例えば電動歯ブラシを家電量販店で買っても、使い方は教えてくれないはずです。かかりつけ医に、普段使っている歯ブラシなどを持っていき、正しい磨き方の指導を頼んでみましょう。嫌がる歯科医はいないはずです
磨き残しが多いのは、家屋の問題もあるかもしれません。日本の家屋は洗面台が北にあることが多く、昼間でも暗いため、歯の状態があまりよく見えません。照明を明るくするか、ときには**明るい場所で、歯にプラークが残っていないかチェックするといいでしょう。**鏡をよく見ながらブラッシングすることが、上手に磨くコツです。

歯を失うと認知症・老化は急激に進む！

しっかり噛めるということは、満足感だけでなく健康維持のうえでもかなり大きな意味があります。歯の健康が損なわれると痛みや不快感から噛めなくなり、食べるものが偏り、ますます虫歯が悪化するとともに、体への健康も損なわれるのです。

そのことを証明するのが、２０１５年８月に読売新聞で報道された、大阪大学の前田芳信教授、池邉一典准教授らの研究グループによる研究です。**奥歯を全部失った高齢者を調べたところ、奥歯が揃っている高齢者に比べて動脈硬化になるリスクが２倍に高まる**というものです。その理由として挙げられたのが、奥歯のない人は繊維質が多い野菜や貝類、魚の干物といった、食べにくいものを避ける傾向にあるのではないかということでした。虫歯やグラグラする歯をもつ人も同様です。

また、**総入れ歯の人はそうでない人に比べて、肥満・脂質異常症**（高コレステロール）**・糖尿病・高血圧などになりやすく、脳梗塞や心筋梗塞を発症したとき、より重**

症になりやすい傾向にあるということが、疫学調査からわかってきました。こうした病気は、高齢者にとって寝たきりになる要因のひとつとなります。

どんなにいい総入れ歯でも、食べ物を噛みつぶす咀嚼能力は自分の歯に比べて半分程度といわれています。歯の治療を完了していない人は、ついつい食べにくいものを避けるようになってしまいます。緑黄色野菜には抗酸化物質や食物繊維が含まれていますし、魚介類には脳や血管にいいとされるＤＨＡ・ＥＰＡなどが含まれています。そうしたものを食べにくいものとして避ける傾向があると、栄養的な偏りが生まれ、それがボディブローのように健康に影響を与えているのではないかと考えられます。

70才１０００人を対象とした「食品・栄養素の摂取調査」（２０１４年10月臨床栄養学会シンポジウム・高齢者の自立喪失の様相と栄養の役割より）で、歯の咬合状態が「良好な人」「良くない人」「歯を失った人」で比べたところ、緑黄色野菜、魚介類、ビタミンA、ビタミンC、食物繊維、ＤＨＡ・ＥＰＡの摂取量は、「良好な人」に比べ「良くない人」「歯を失った人」はすべてその摂取量が少なく、特に「歯を失った人」ではかなり落ちていたという報告がされました。もちろん、今の日本で栄養失調になる人はほとんどいませんから、歯のあるなしが、すぐに何か大きな病気に結びつくわけではありませんが、栄養的に偏りがあると、ひとたび大きな病気になったときに、より重症化する傾向にあるのです。歯をたくさん持っている人ほど、栄養状態もよく健康であるということがわかります。

さらに厚生労働省の調査で、**噛む能力が弱く、かかりつけ医がいない人ほど認知症になる確率が高くなるという研究結果が出ています。**歯が20本以上残っている人に比べて、歯が数本しか残っておらず、義歯を使わない人の認知症リスクは1・9倍、かかりつけ医のない人はある人に比べて認知症リスクは1・4倍にもなります。

すでに義歯を使っている人は、一度義歯を作ったからといってそのまま使い続けられるとは考えないでください。たまに「数十万円もかけていい義歯を作ったから大丈夫」という人がいます。ただ、痩せると服がぶかぶかになるように、口の中の状態も数年経てば変わるのです。はずした義歯にブラシをかけて汚れを除くなど、日々のケアはもちろん、定期的に自分に合っているかどうかをプロにチェックしてもらいましょう。少し合わない程度なら、調整して合うようになることもあります。合わない状態を長く続けないこと、それが大事です。

ものを噛むことは脳への刺激になります。寝たきりだった人が、きちんと口腔ケアをして義歯を入れたところ、食べられるようになり、ついには起きられるようになったという症例もあるほどです。それだけ「噛んで食べる」ことは、体にも心にも重要なのです。それが自分の歯であれば、なおさらいいのです。

虫歯でも歯周病でも、歯を失くすことは当たり前の生活が送れなくなるかもしれないということ。高齢だからとあきらめないで、歯磨きの仕方をしっかりと身につけて、いつまでも自分の歯で噛めるようにしてください。

いよいよ次章から、歯周病・虫歯を撃退する歯のブラッシング法をお教えします。

第4章 健康な歯ぐきを守るセルフケア

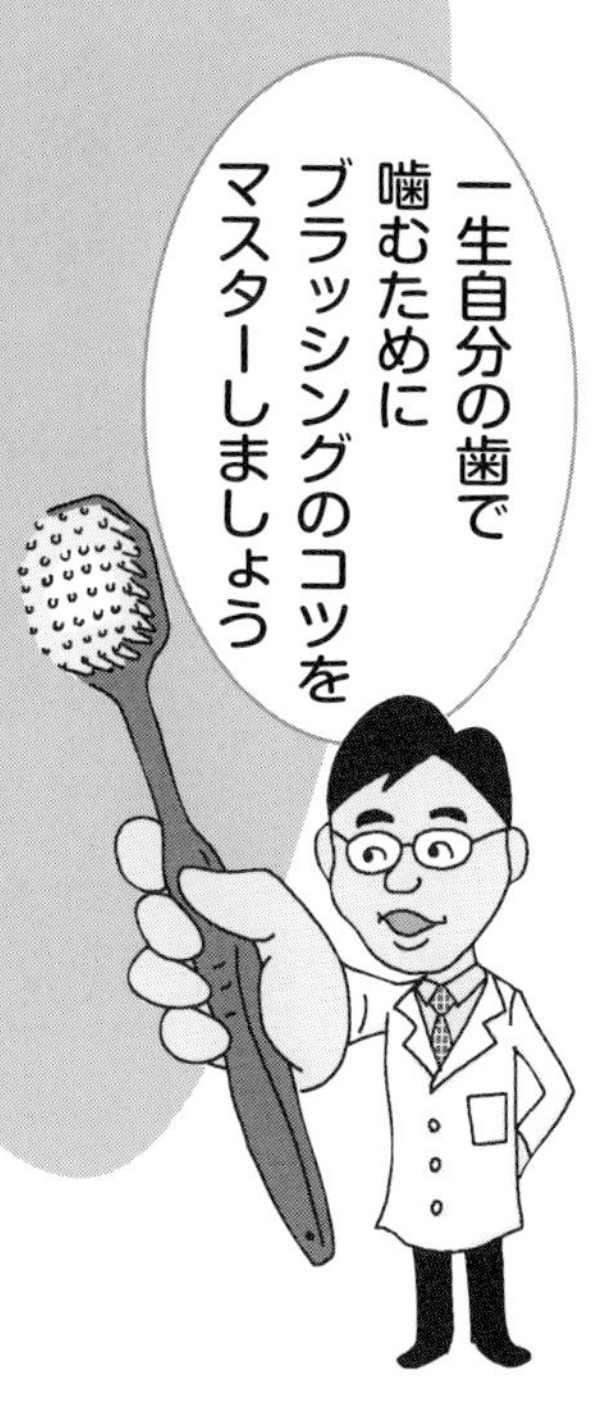
一生自分の歯で
噛むために
ブラッシングのコツを
マスターしましょう

きちんと磨けるブラッシングのコツ

歯周病、大人の虫歯の怖さを理解していただいたところで、ここからは、セルフケアに欠かせない歯のブラッシングの実践です。

大切なのは、**食べかすやプラークをしっかりかき出すこと。**歯磨きは長年の自分の癖や習慣を続けていることが多いため、「毎日歯を磨いていたのに虫歯や歯周病になった」という人は、十分にすみずみまでブラッシングが行き届いていないということです。

プラークのつきやすいところ

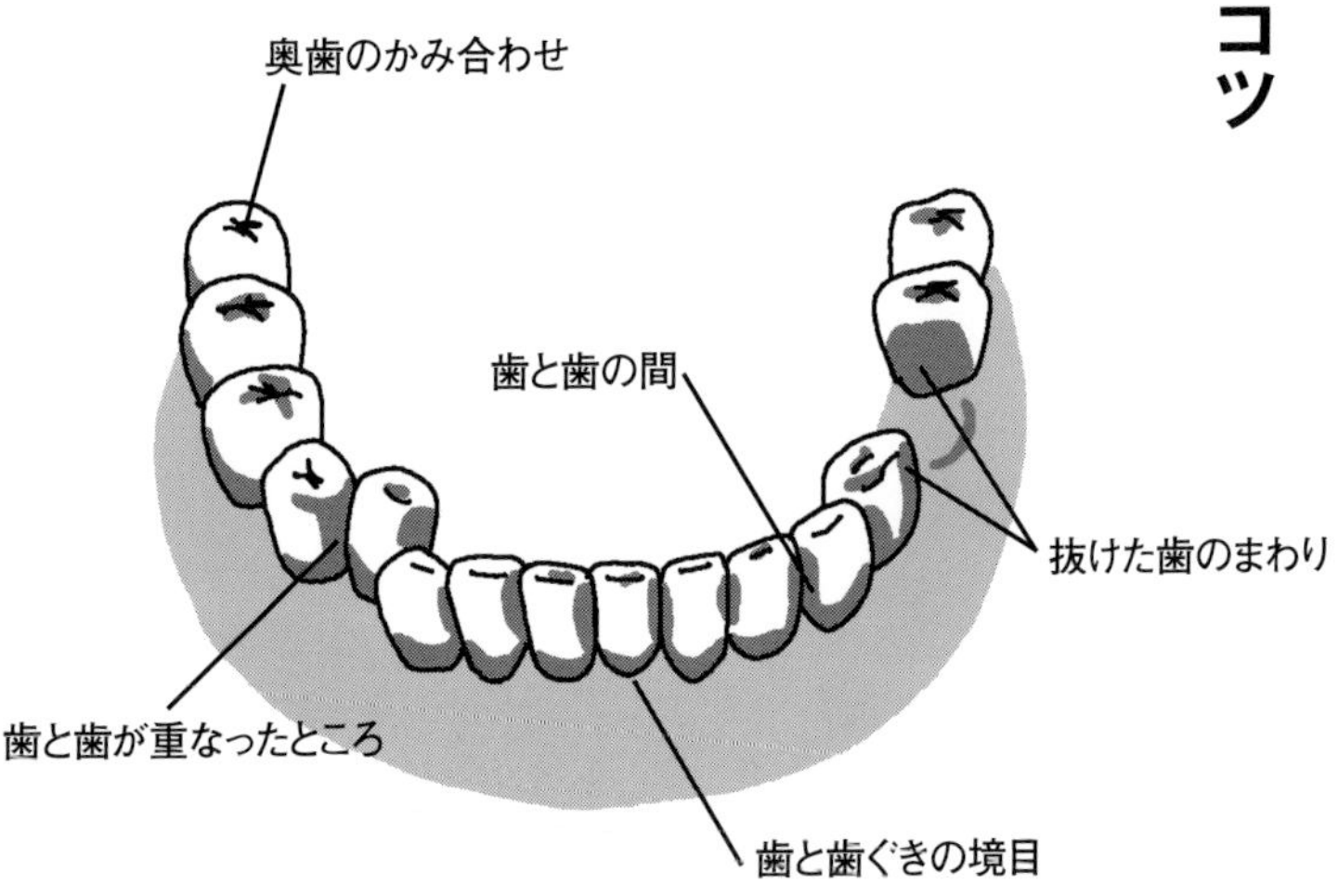

プラークが残りやすい場所は、奥歯、歯と歯の間、歯と歯ぐきの境目です。こういった場所にはプラークがたまりやすいことを意識して、ブラッシングするようにしてください。こうした意識はとても大事です。

歯科医や歯科衛生士にアドバイスを求めるのが得策です。一般論だけではなく、自分に合った歯ブラシと磨き方を発見できることがもっとも大切です。

今さらと思わず、きちんと磨けるブラッシングのポイントを押さえて、虫歯も歯周病もしっかり予防しましょう。

ポイント1　歯ブラシの大きさ・硬さは？

さまざまな形やサイズ、硬さの歯ブラシが店頭に並んでいます。いったいどれが自分に合っているのか、わかりにくいかもしれません。同じタイプのものを長年使い続けている人もいるでしょう。

まずは、基本の3列のコンパクトヘッドのタイプを使ってみましょう。歯並びの悪い部分などが磨きやすく、正確に磨けるからです。鏡を見て毛先が歯や歯の生えぎわにあたっていることを確認するのが効果的です。1日3回といわれてもなかなか時間がないという人は、寝る前に特に時間をかけてていねいに磨くというのはどうでしょう。

口の中の形状は人それぞれなので、大きめヘッドや薄いヘッドなど、いろいろな歯ブラシを試してみるのもおすすめです。ポイントは、自分に合った、使いやすいものを選ぶこと。

これから歯のブラッシングに真剣に取り組もうという方や、歯磨きが不得手という方、今お使いの歯ブラシが使いにくいと感じている方は、大きめヘッドを試してみてください。ヘッドが大きいと、ブラッシングのコツさえわかればあまり神経質にならずに大きく動かしてもブラシが歯と歯ぐきを包み込んで、**歯と歯ぐきの境目**

染め出し液で磨き残しをチェックすると……

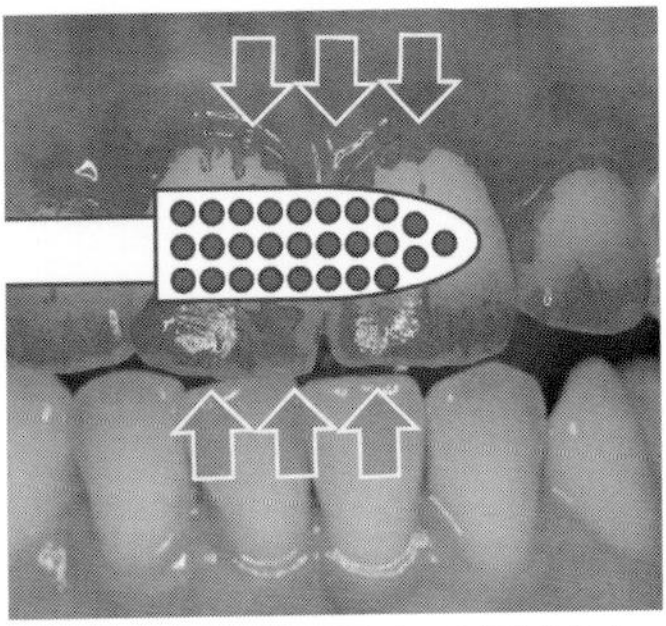

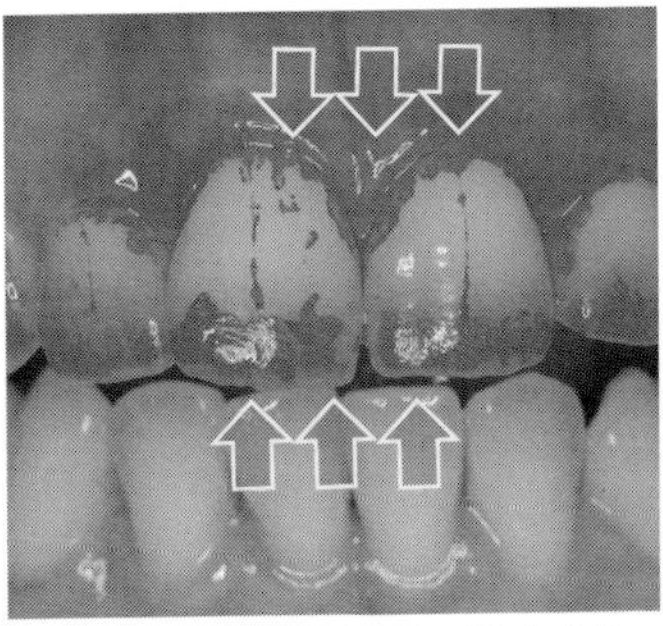

3列ヘッドの歯ブラシで毎日きれいに磨いているつもりでも、歯ぐきや歯先を磨き残してしまうことがあるので注意を。

や歯の表面にわたって広い面が歯にあたるので、磨き残しを少なくすることができるからです。

また、視力が落ちて鏡でも細かい部分が見えにくかったり、手の力が落ちてきたり、細かいところまで歯ブラシが届かなくなったりと、体力や機能の低下によって、うまく磨けなくなってくることもあります。そんなときも幅広タイプがおすすめです。

本書では、この幅広の大きめヘッドのブラシを使ったブラッシング法をお教えします。

ブラシの硬さは、「普通」から始めるのがいいでしょう。硬いタイプはもっともプラークが取れやすいのですが、慣れないと使いづらいかもしれません。むやみに力を入れて磨く人は、歯ぐきを傷つけてしまう可能性もあります。

反対に「やわらかい」タイプでは、プラークが取りきれないことがあります。意外にプラークは硬いので、「やわらかめ」では取り残しが出やすいのです。すでに歯周病で、磨くとかなり出血するという人でなければ、普通の硬さを選んでください。

歯ブラシの握り方は、ペングリップと呼ばれる鉛筆の持ち方がおすすめです。この握り方だと、歯や歯ぐきに力が入りすぎることなく狙いながら磨けます。

歯ブラシの種類

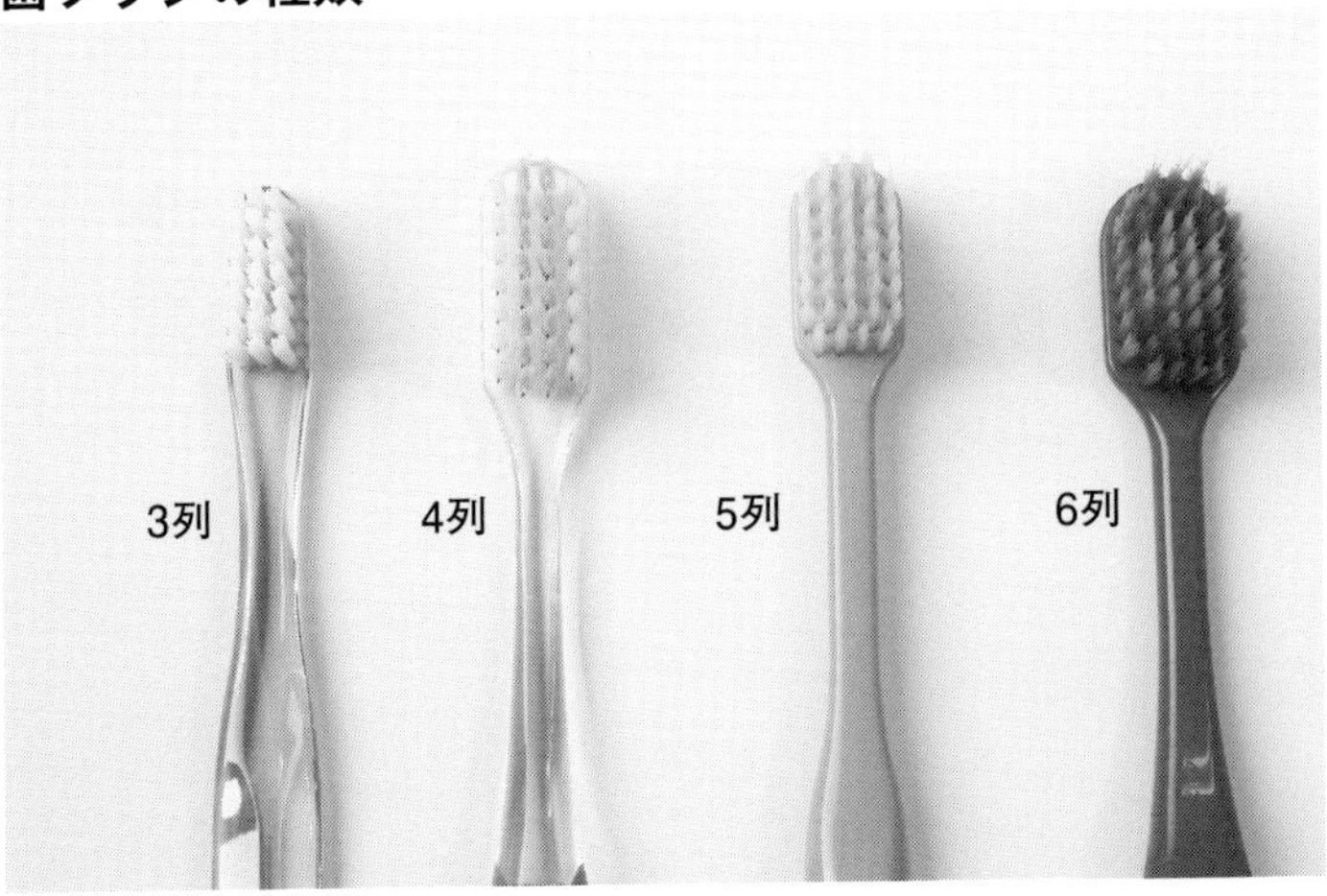

歯ブラシの握り方

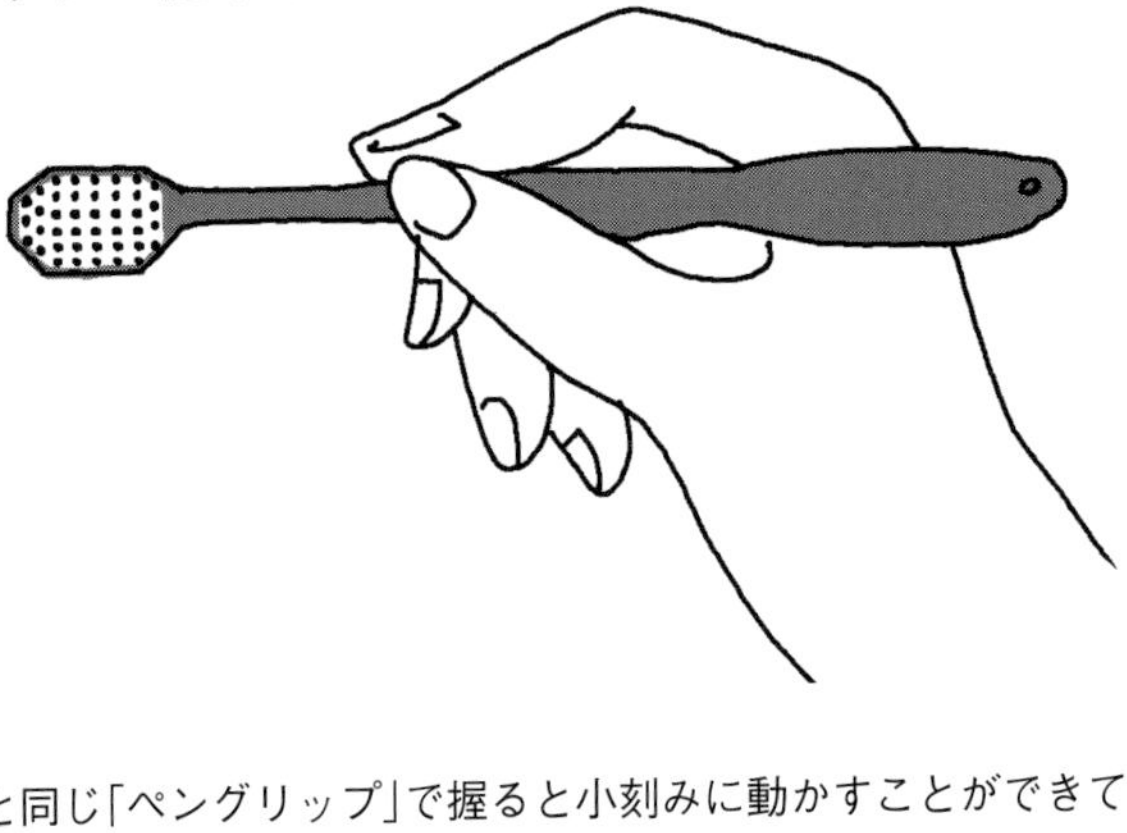

鉛筆と同じ「ペングリップ」で握ると小刻みに動かすことができて、磨き残しが減らせる。

6列歯ブラシの種類

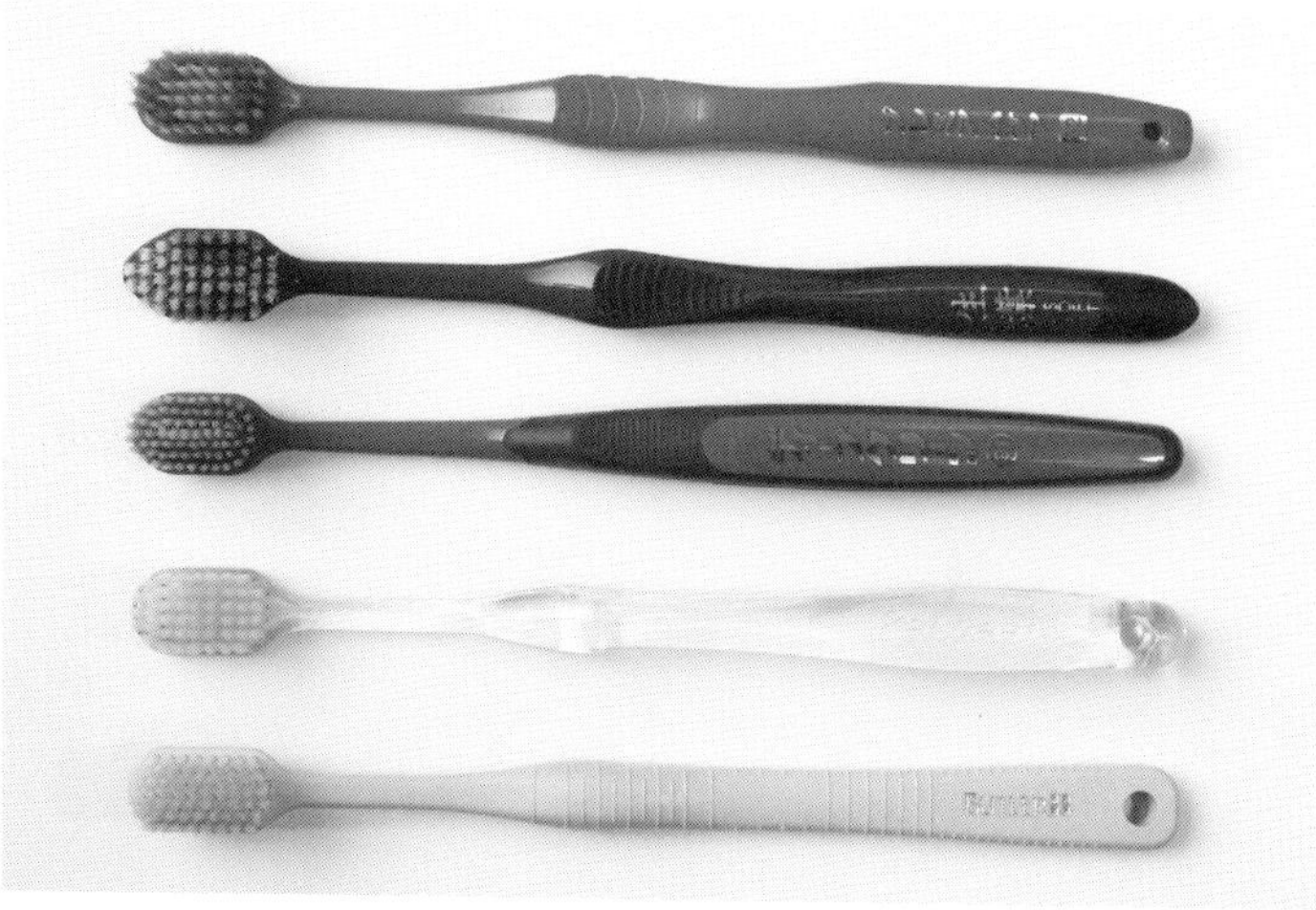

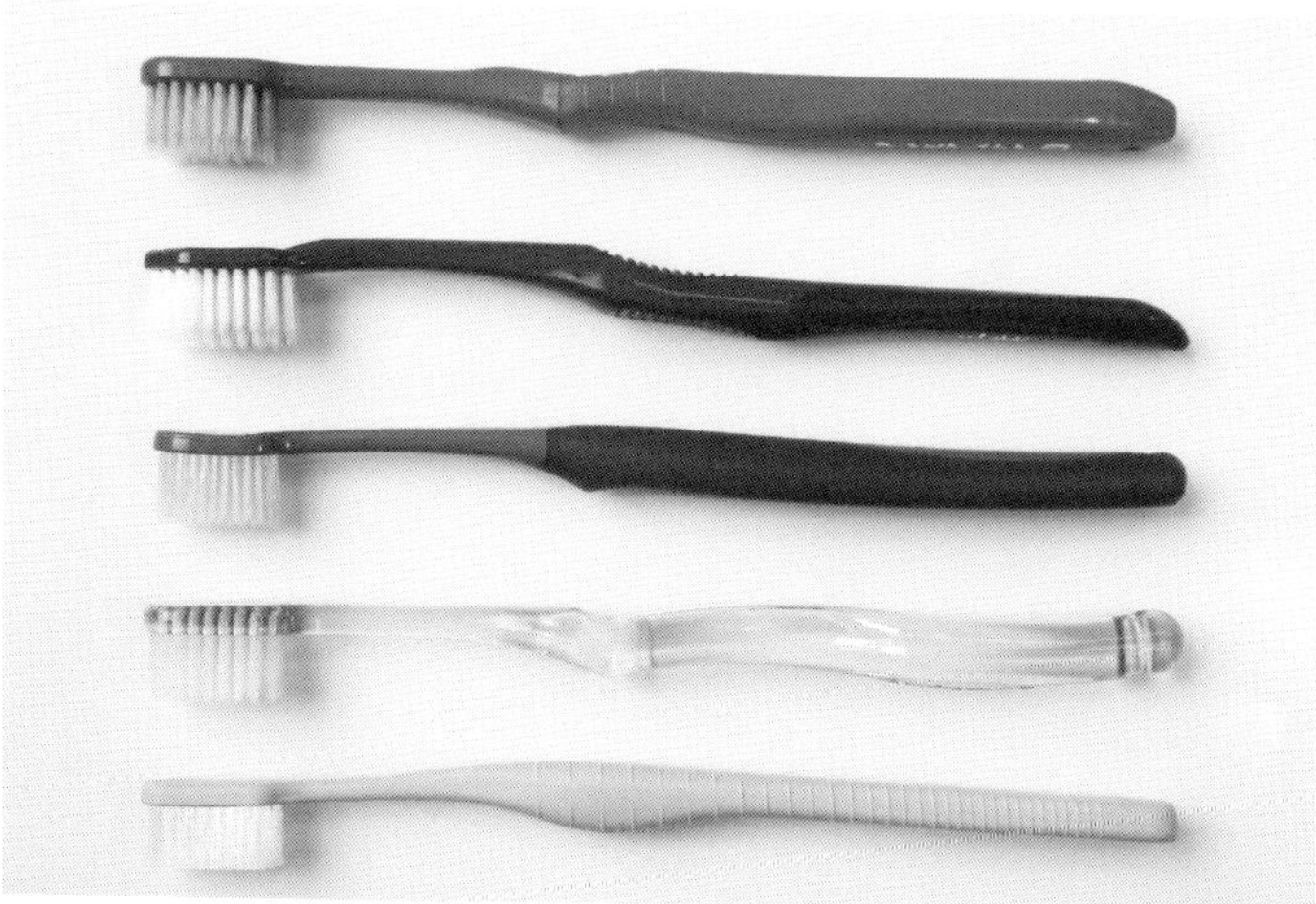

しっかり磨けている自信がない人は、6列のデカヘッドタイプがおすすめ。いろいろなタイプの6列が出ている。

ポイント2 磨くと出血することがあってもブラッシングは続ける

普段ブラシが届かず、細菌の塊であるデンタルプラークがいつもたまっている部分の歯肉では、炎症が強く、歯肉炎や歯周炎が進んだ状態であることがほとんどです。その場合には、歯ブラシの毛先が触れたときやかたい食品をかじったときなどに、容易に出血します。痛みを感じる場合もありますし、出血の量が多いとなかなか止まらないということもあります。また、服用している薬による影響の場合もあります。

このようなときに多くの患者さんはびっくりして磨くことをやめてしまうことが多く、なかなか乗り越えられない高い壁になっているといいます。

いままで**ブラシが届いていなかったところを狙って上達しようとするのだから、出血するのは仕方ないことが多いのです。**

ただ、腫れが強くいわゆる「炎症が急性」の場合や、口内炎や歯の神経の感染から出血や膿がでている場合、服用している薬の影響、歯肉の他の病気など、本人では判断がつかない場合がありますから、あれこれ悩む前に歯科医院に相談してしまうのが早道です。

ポイント3　磨く順番は一方通行で

どこから磨くのかを決めて、**一筆書きのように順番に磨きましょう。**磨き残しを減らすもっとも確かな方法です。

まずは下の歯の左奥歯の表側から始めたら前歯を通って右奥歯まで、そのまま下の右奥歯の内側に移動し左奥歯へ戻ります。下の歯を終えたら上の歯へ。一筆書きなのですから、そのまま左奥歯の表側へ上がり前歯を通って右奥歯まで。そのまま右奥歯の内側に移動して左奥歯へ、スタート地点に

磨く順番は一方通行で

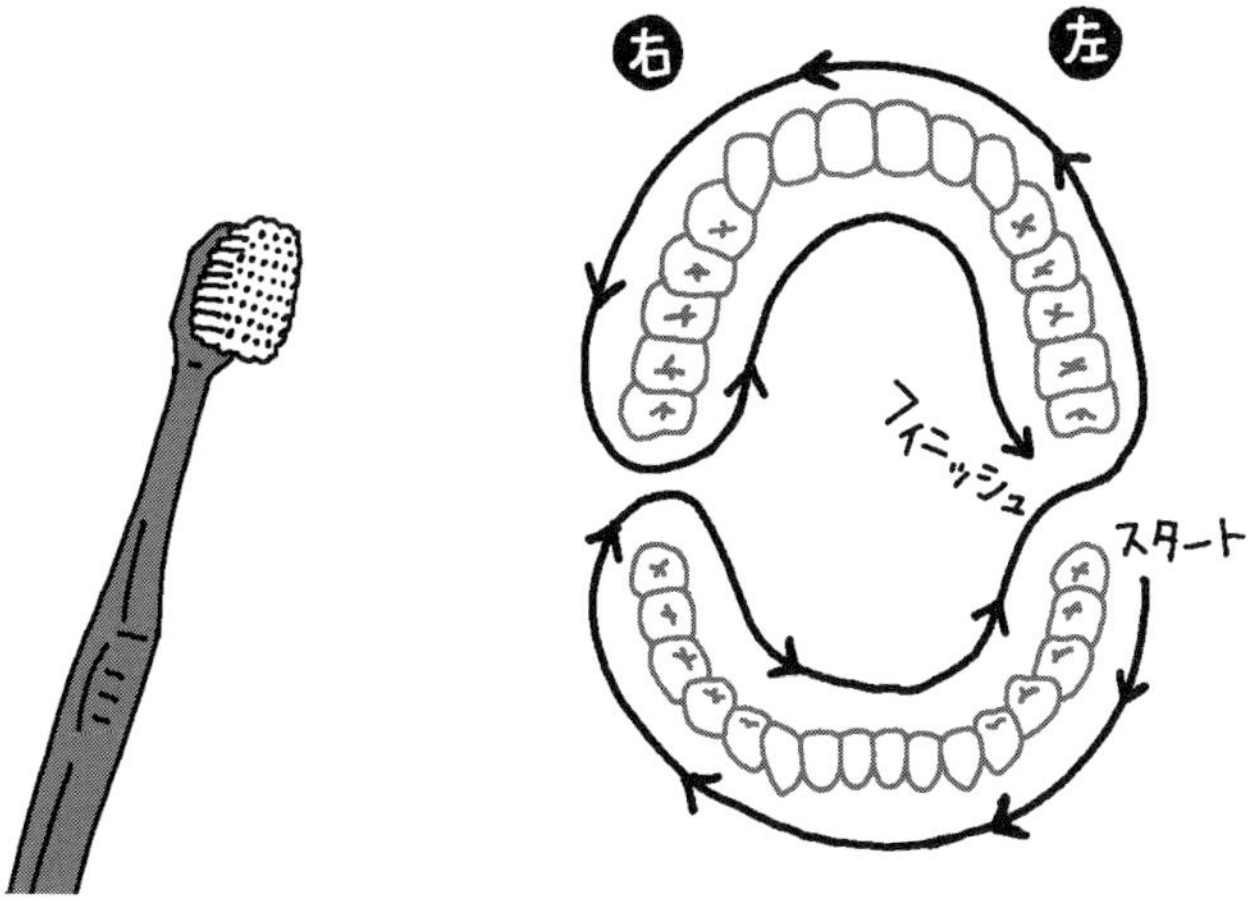

戻ったら終了です。

右上の次に左上というように、行ったり来たりランダムに磨いていると、必ず磨き残しが出てしまいます。必ず一方通行で磨くことを心がけましょう。

利き腕側の糸切り歯のあたりは、上下とも磨きにくく、右利きの人は右側上下の糸切り歯の前後に磨き残しが出やすくなります。**うまく磨くには、首を左へ回して糸切り歯が体の正面にくるようにすること。**こうすると、磨きやすい角度になり、磨き残しを防げます。

ここを磨き終えたら、歯ブラシを持ち替えて奥歯へと進みます。

ポイント4　磨き残しが多い部位の磨き方

❶歯と歯ぐきの境目を磨く

歯の噛む面は磨けている人は多いのですが、**プラークのたまりやすい歯と歯ぐきの境目を磨けていない人が多くいます。ここをしっかり磨くことで歯周病を予防できる**

うえ、歯肉炎や歯周炎の初期の状態なら治せます。

大きめの歯ブラシなら歯の表面と境目を同時にカバーできます。イラストのようにブラシを斜めにあて、20～30回押しまわしします。歯と歯ぐきに押しあてながら、毛先を歯の生えぎわや歯と歯の間に送り込むように小刻みに円を描くようにするのです。そして、少し重なりをつくりながら隣の歯に移動しましょう。角度は90～45度の間です。左右にガシガシと動かす横磨きは、歯ぐきを削ってしまうのでNG。シャカシャカと大きな

歯にブラシをあてる角度とブラシの動かし方

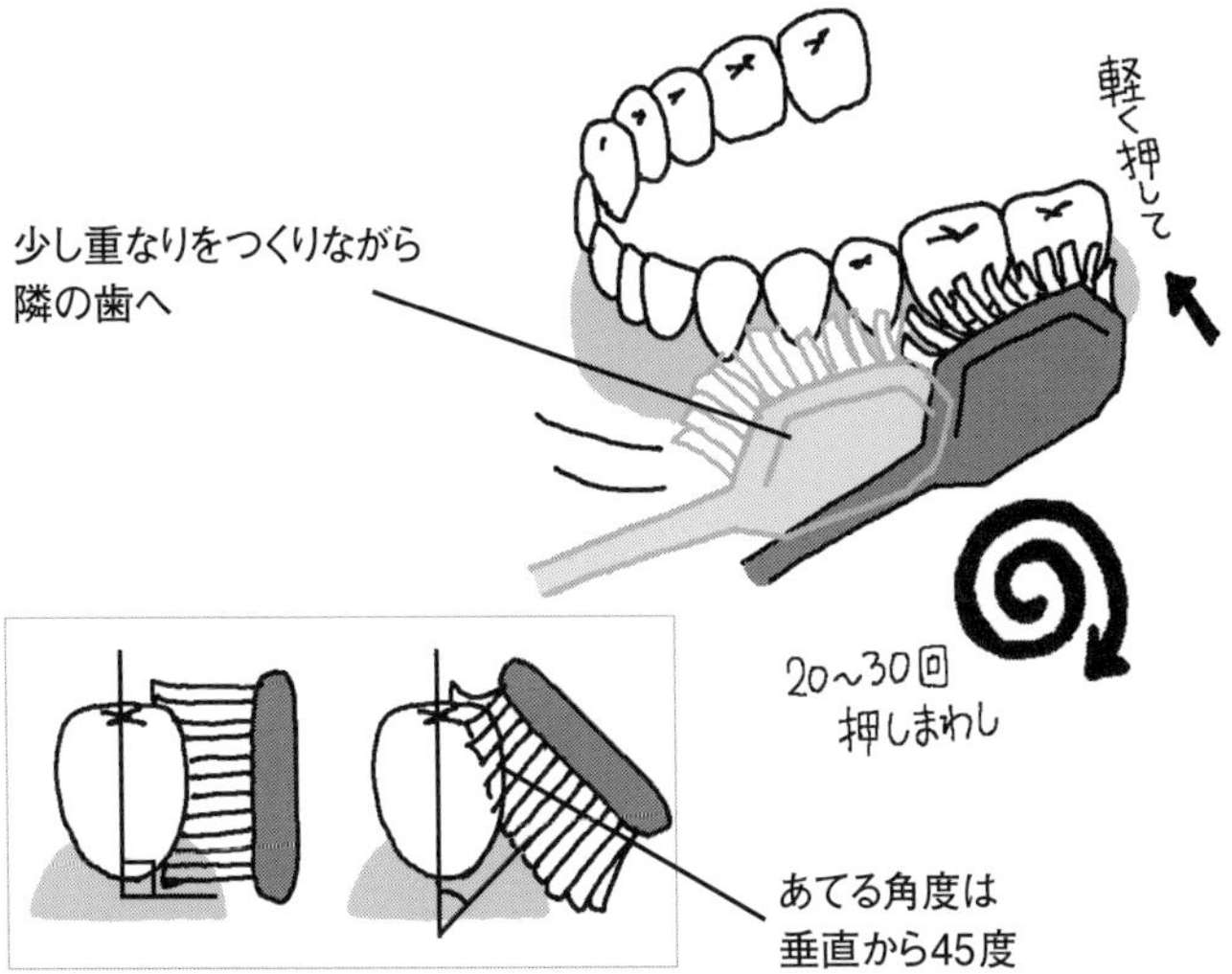

音がするようなら、左右に動かしすぎです。

磨いた後には、鏡を見てきちんとプラークが取れているか確認しましょう。取れているときの口内の爽快感は癖になるはずです。

ぜひ、うまくあたる角度を見つけてください。

❷前歯の内側はかき出すように

磨きにくい場所といえば、前歯の内側もそのひとつです。ブラッシングがうまくなるコツは、歯ブラシをあてる角度にあります。

例えば下の前歯の内側を上手にブラッシングするには、歯ブラシが下あごにしっかりあたるように正面からではなく、少し斜め上からブラシを下前歯の内側に入れます。斜めにブラシを立てる感じです。**目の高さに歯ブラシのグリップがくるくらい上からの角度で、かき出すように磨いてみましょう。**下あごの内側まで届いていれば、内側の歯ぐきの境目もきちんと磨けます。

上の前歯の内側も同様に、45度下から上あごを狙って歯ブラシを立てます。上あごにしっかりブラシが届くようにすると、歯と歯ぐきの境目も歯の表面もきれいになるはずです。

この方法で磨くと、歯ブラシがあたる面積が広くなるためプラークが取れやすいというメリットがあります。歯ぐきが痛くならないように、ていねいにブラッシングしてください。

前歯の内側のブラッシング法

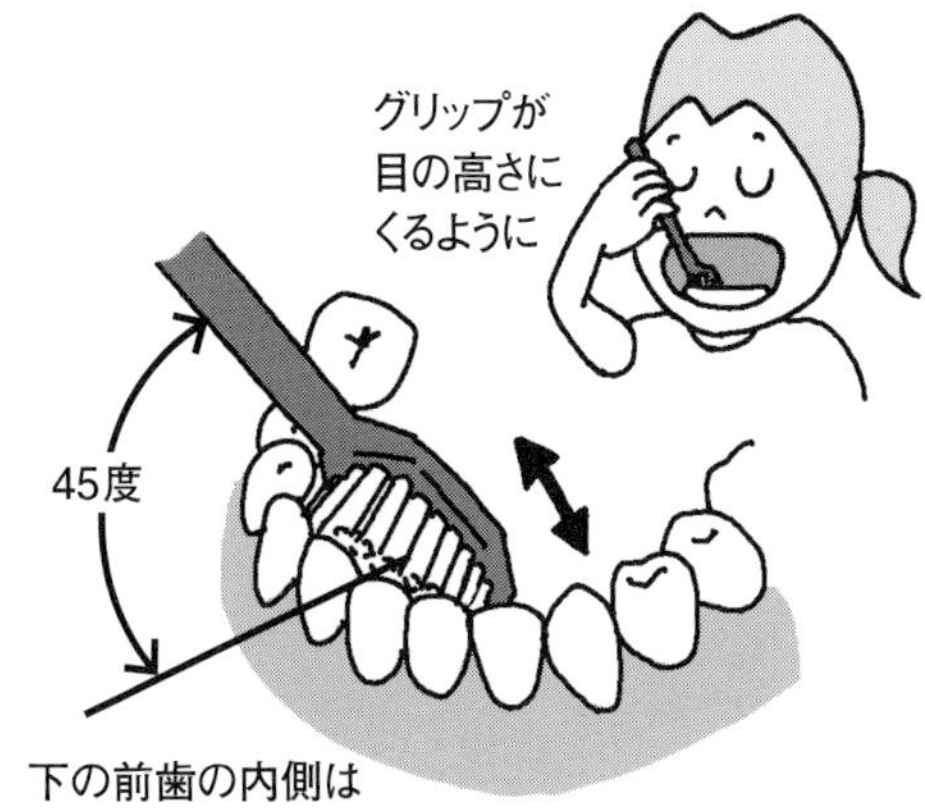

下の前歯の内側は
歯ブラシをタテに入れる

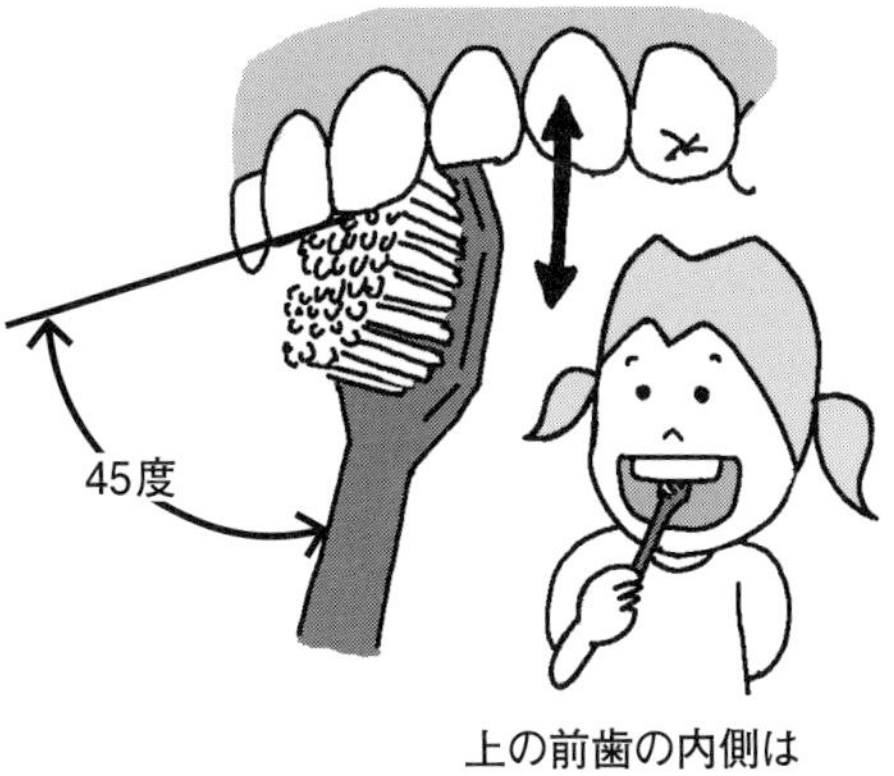

上の前歯の内側は
上あごを狙って
歯ブラシを下から入れる

❸上下の奥歯の内側をていねいにブラッシング

上下の奥歯の内側はもともとプラークがたまりやすい場所ですが、ブラシが届きにくいので歯周病の温床になりやすいところでもあります。かみ合わせの面を磨くだけで、磨けた気になりがちです。表側も内側も意識して磨くようにしましょう。

まずブラシの毛先が真横（水平）になるように持ち替えます。歯の内側にまっすぐにあてるためです。そして、**上の奥歯は、45度下から斜めに歯ブラシを入れて、上あごにあたるくらいまで深くブラッシングします。**歯にあたる面を広くすることで、プラークが取れやすくなり、歯と歯ぐきの境目もうまく磨けるはずです。

次に、上の奥歯の表側です。一生懸命磨こうとして大きく口を開ける人がいますが、それだと歯とほっぺの内側にますます歯ブラシが入るすき間がなくなって、うまく磨けません。**口輪筋**（顔の前面にある筋肉で、口の周りにとても多い）**の力を抜いて、口は半開きの状態でいいでしょう。**また、あごを引くと口があまり開かないので、あごは軽く上げるようにします。

上の奥歯の表側を磨くには、下あごを磨きたい方向にぐいっと動かすとスペースができて磨きやすくなります。上の左奥歯を磨くとき、下あごをやや閉じ気味に、そして左にぐいっとずらしてみましょう。ほら、歯ブラシが入りやすくなりましたね。口を大きく開けないことがコツです。

❹歯ブラシが届きにくい奥歯の後ろ側は必ず磨く

忘れがちなのが、いちばん奥の奥歯の後ろ側です。ここも歯周病好発部位です。

奥歯の内側のブラッシング法

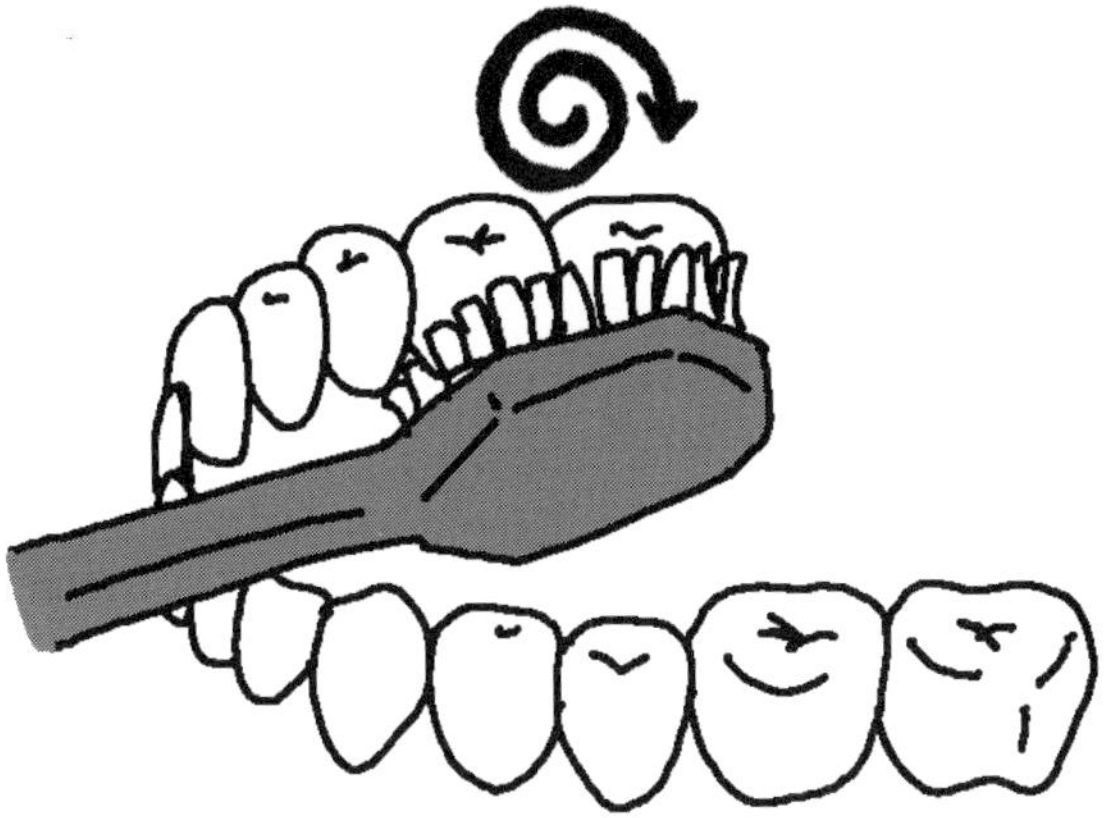

下の奥歯の内側は忘れずに磨く。舌のつけ根に面している部分は、多くの人がブラシが届いていないところ。歯ぐきにあたっていることを意識して20～30回押しまわし。

表側を磨いてからかみ合わせ面を磨きます。その歯ブラシのグリップを長めに持ち替えて、グッと歯ブラシを立ててみましょう。そうすると奥歯の後ろ側にあたりますから、そこで押しまわしします。

次ページから、ブラッシングの流れとポイントをイラストでわかりやすくまとめましたので、毎日のホームケアに役立ててください。

いちばん奥歯の後ろ側のブラッシング法

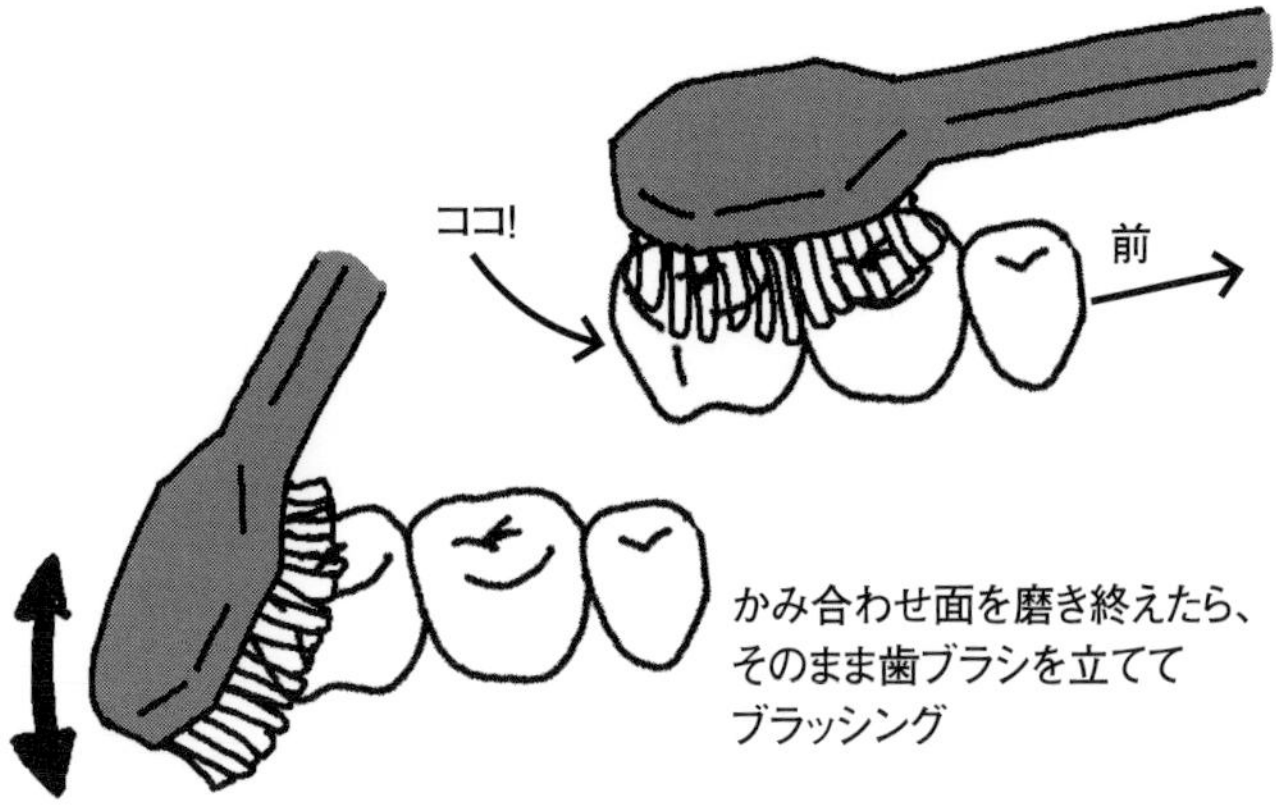

かみ合わせ面を磨き終えたら、
そのまま歯ブラシを立てて
ブラッシング

これをマスターすれば歯周病なんか怖くない！

歯科医が教える歯のブラッシングのコツ

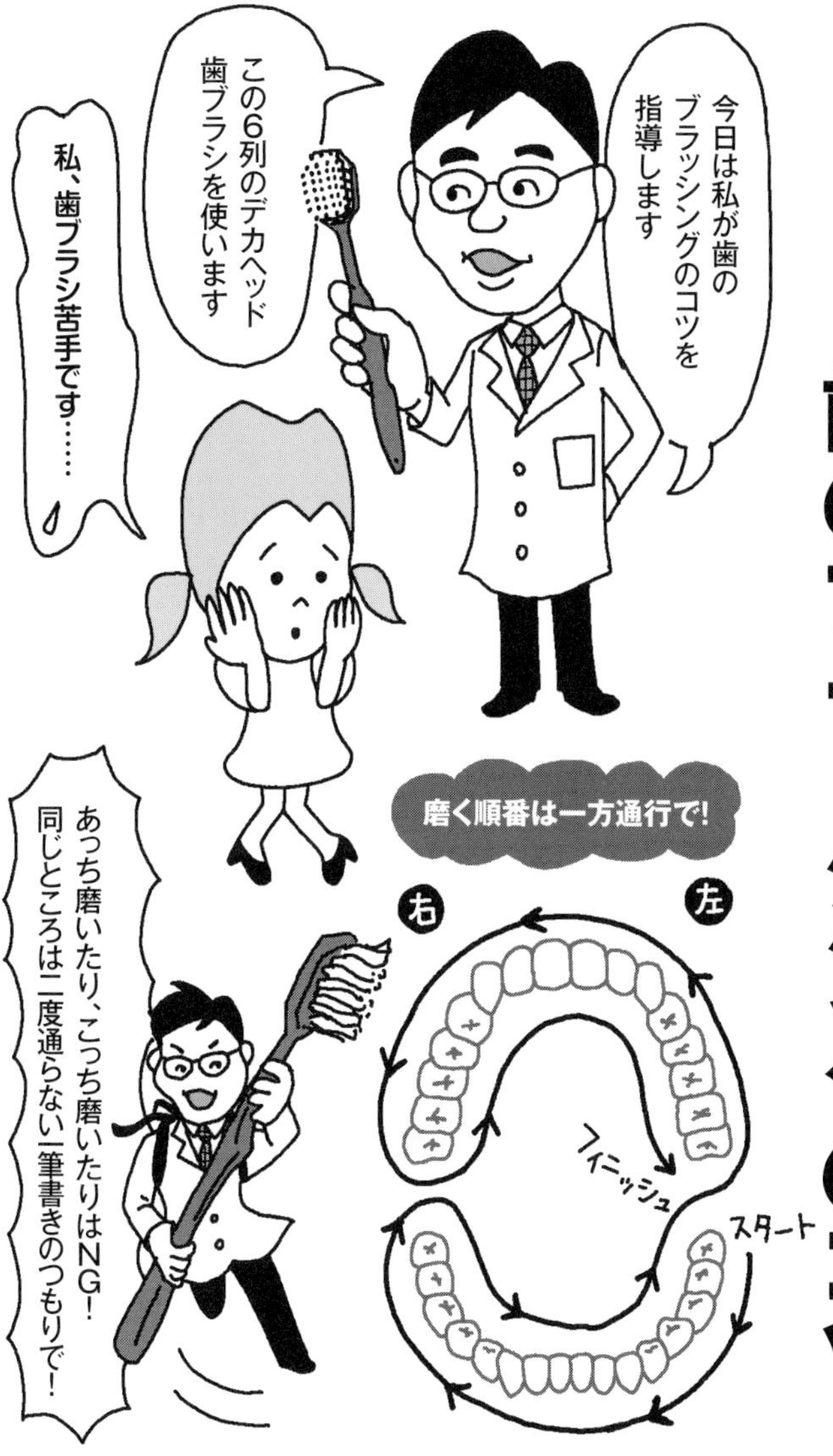
今日は私が歯の
ブラッシングのコツを
指導します
この6列のデカヘッド
歯ブラシを使います
私、歯ブラシ苦手です……
磨く順番は一方通行で！
右
左
スタート
フィニッシュ
あっち磨いたり、こっち磨いたりはNG！
同じところは二度通らない一筆書きのつもりで！

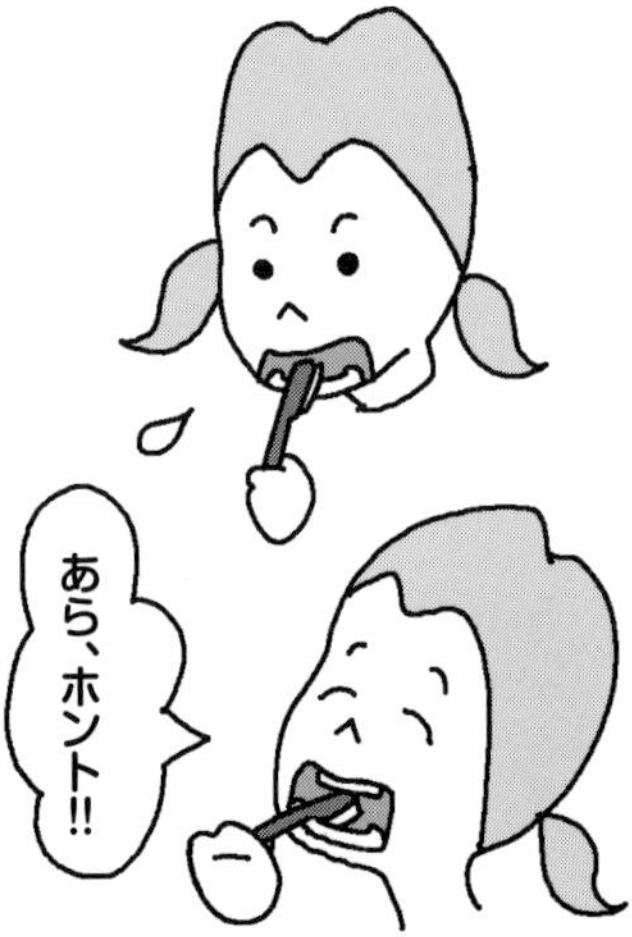

あら、ホント!!

下の左奥からスタート

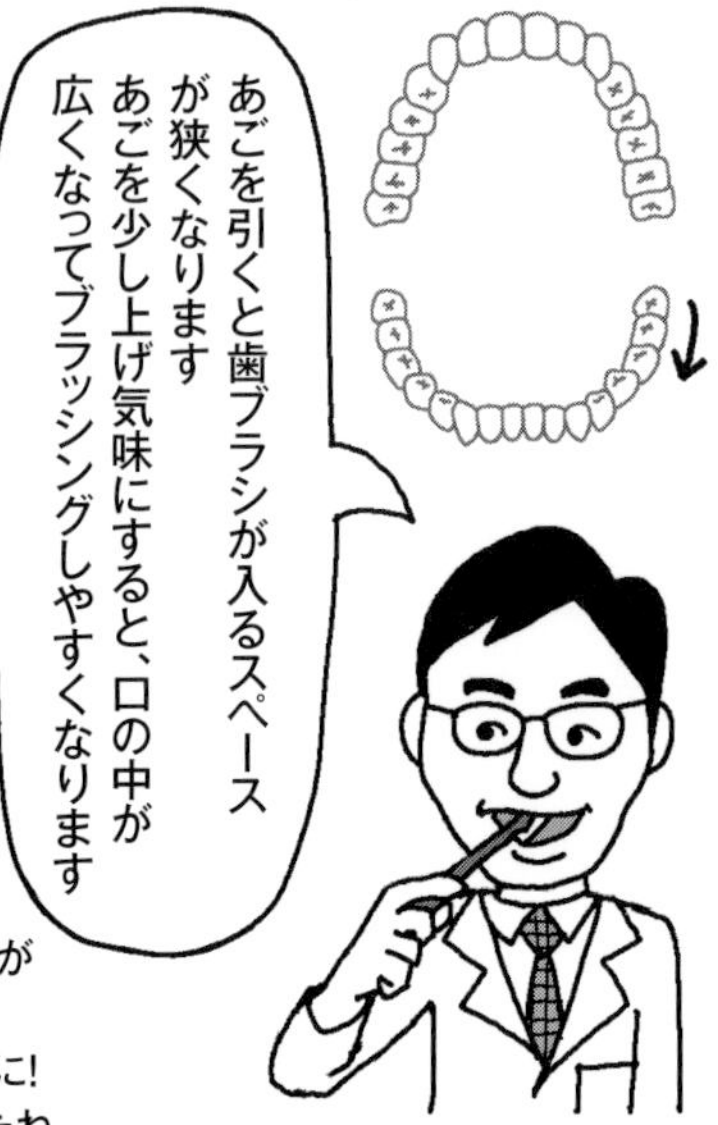

あごを引くと歯ブラシが入るスペースが狭くなります
あごを少し上げ気味にすると、口の中が広くなってブラッシングしやすくなります

口を大きく開けると、頬や唇と歯の間が窮屈になって歯ブラシが入りません。

頬の力も唇の力も抜いて口は半開きに!

ほら、歯ブラシが入りやすくなりましたね。

歯と歯ぐきの境目をブラッシング

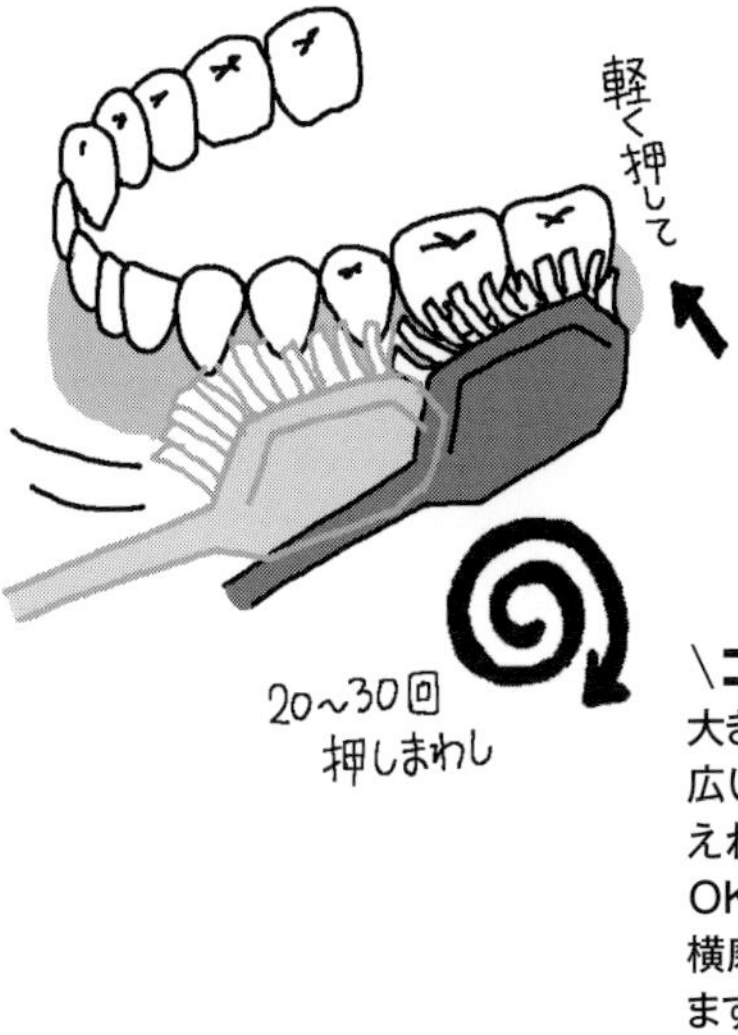

軽く押して
20~30回
押しまわし

20~30回くるくると押しまわしします。

少し重なりをつくりながら、進んでいきます。そのとき、歯ブラシが歯ぐきにあたっていることを意識します。

\コツ!/

大きめヘッドは、歯と歯ぐきを包み込んで、広い面があたるので、ポイントさえ押さえれば、そんなに神経質にならなくてもOK!

横磨きはNG、歯の根元が削れてしまいます。

利き腕側の糸切り歯が、磨き残し多発地帯！

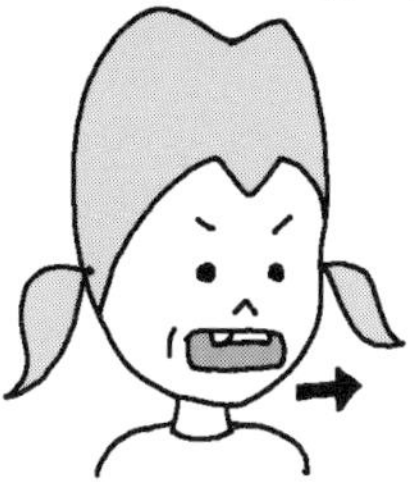

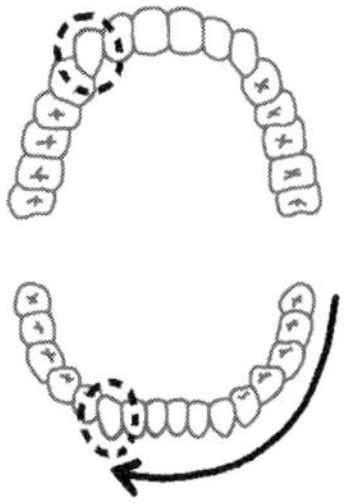

POINT!

糸切り歯の前後は、顔をやや左に向けて、糸切り歯が正面にくるようにすると、ブラッシングしやすくなります。

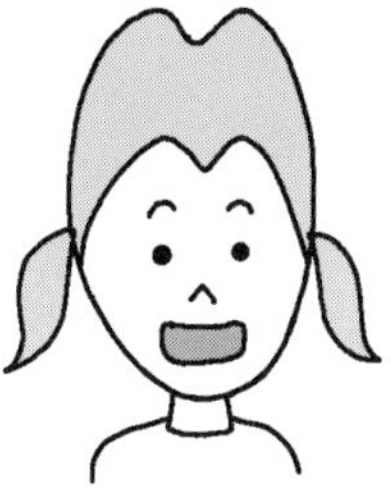

ここを終えたら、歯ブラシを持ち替えて、顔を正面に戻して右の奥歯へと進みます。

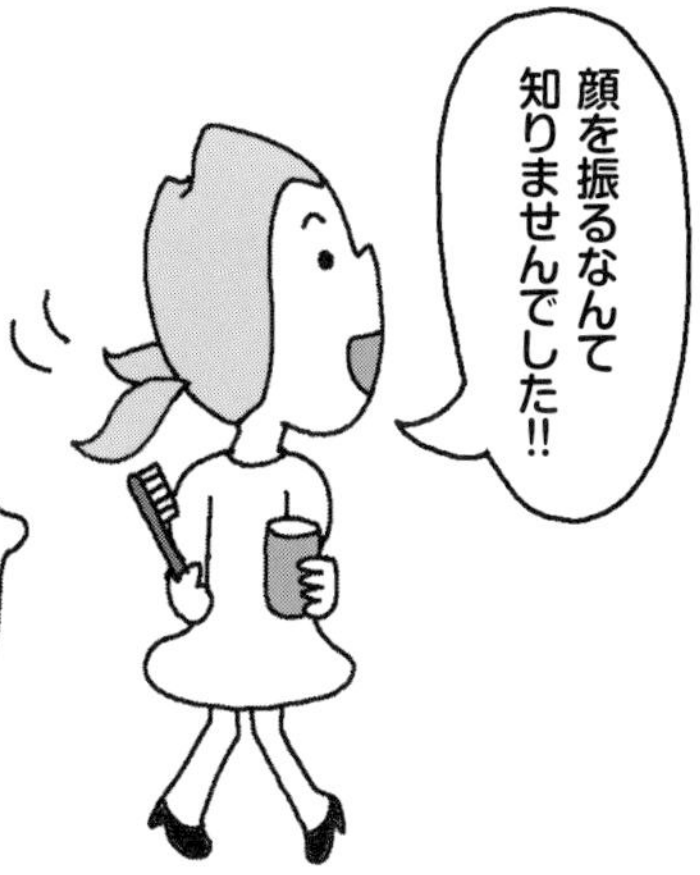
顔を振るなんて知りませんでした!!

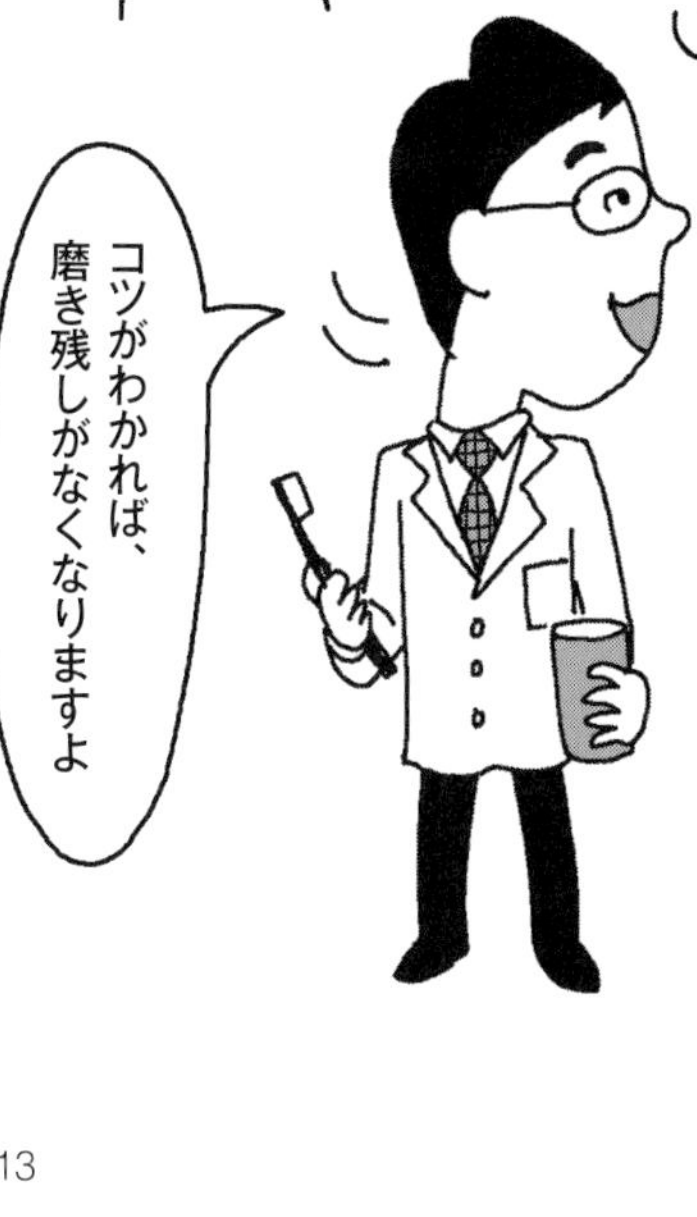
コツがわかれば、磨き残しがなくなりますよ

ADVICE!!

下あごの奥歯（舌のつけ根）にブラシがあたると、出血することがよくあります。怖くなってあきらめてしまうことが多いのですが、続けてよいケースか、他に原因があるのか、歯科医に相談して乗り越えましょう。

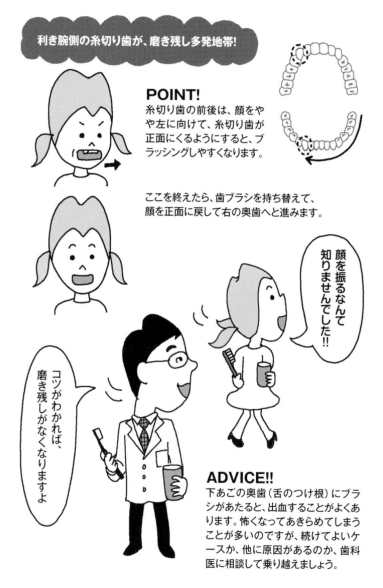

奥歯のブラッシング法

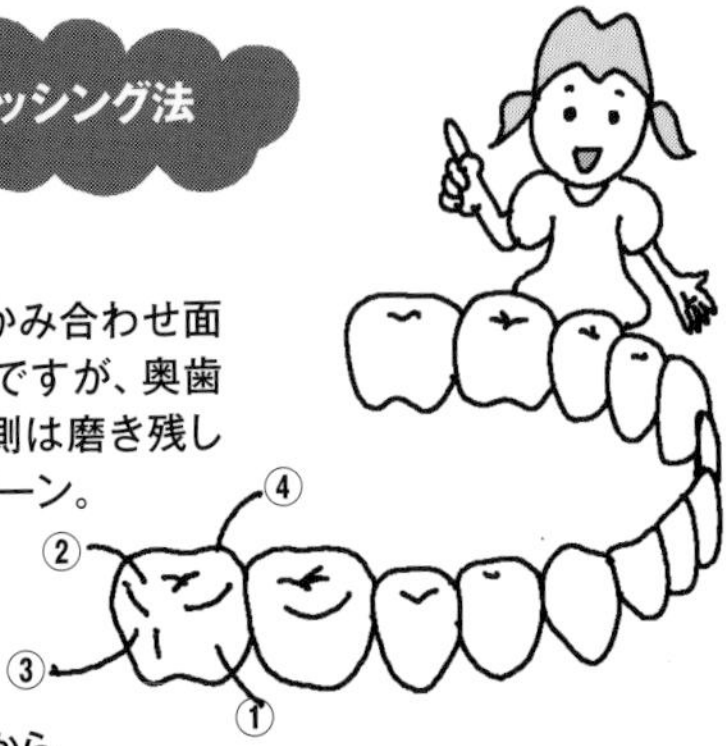

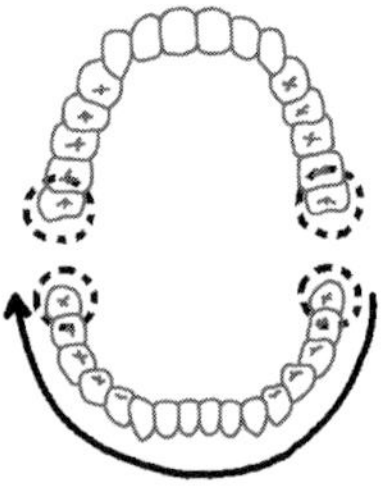

POINT!

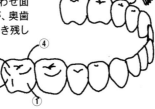

奥歯の表側、かみ合わせ面は誰でも得意ですが、奥歯の後ろ側、内側は磨き残しが多く、危険ゾーン。

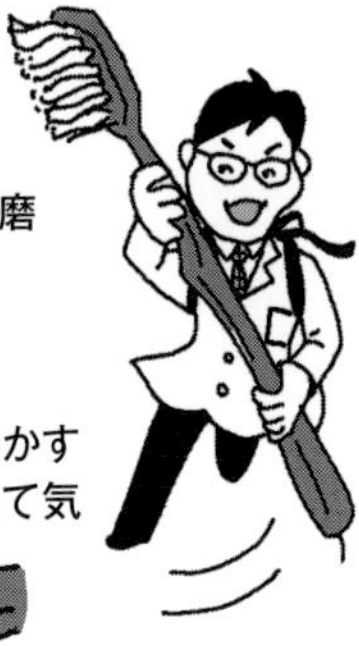

一筆書きですから、
①表側を磨く➡②かみ合わせ面を磨く➡③奥歯の後ろ側を磨く➡④内側を磨く　いつもこの順番を意識しましょう。

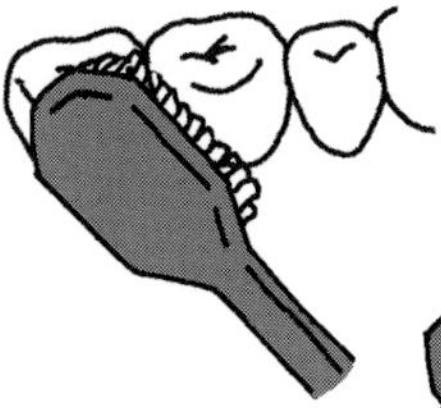

①表側を磨くコツ!
歯ブラシを前から後ろへ動かすだけでなく、下から上に立て気味に入れてみよう

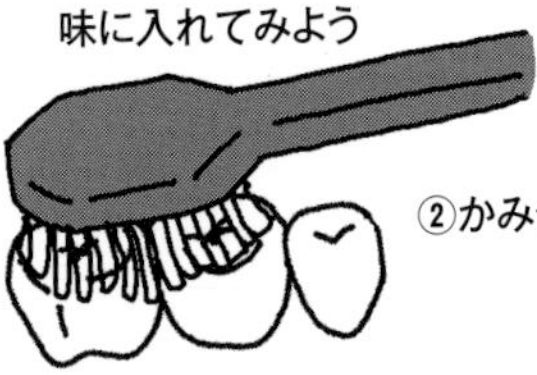

②かみ合わせ面はきちんと磨く

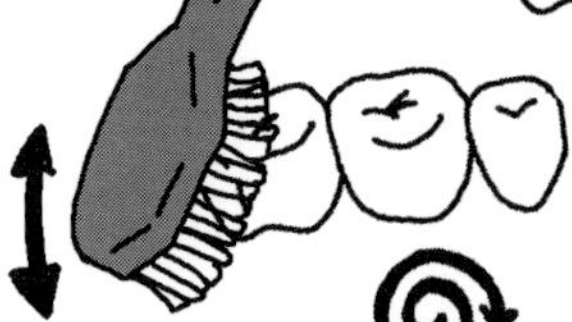

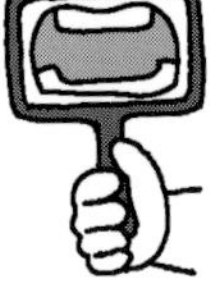

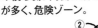

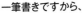

③奥歯の後ろ側を磨くコツ!
かみ合わせ面を磨き終えたら、そのまま歯ブラシを立ててブラッシング

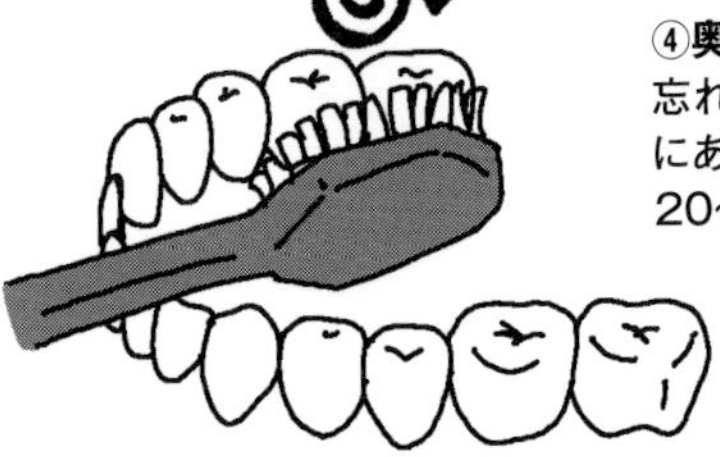

④奥歯の内側を磨く
忘れずに必ず磨くこと。歯ぐきにあたっていることを意識して20~30回押しまわし

多少血が出てもかんばりましょう。

※出血が続くようなら、歯科医に一度相談しましょう。

内側のブラッシングのコツ!

歯列は馬蹄形です。歯の内側を磨くには、舌の中心から外側にブラシ毛が向かうように意識しましょう。

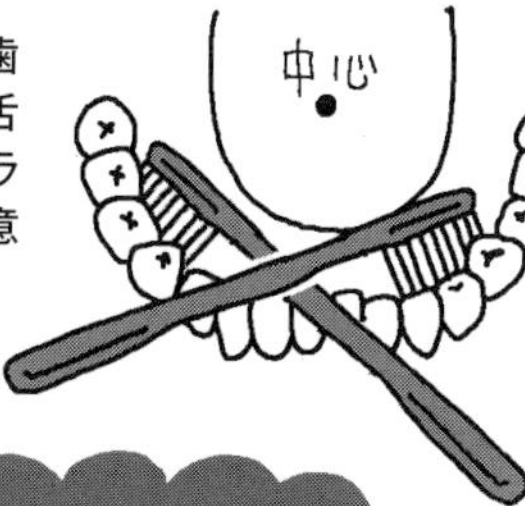

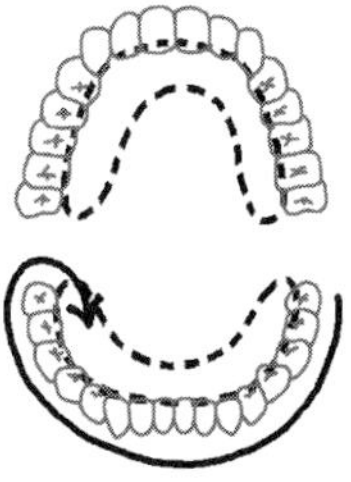

下の前歯の内側のブラッシング法

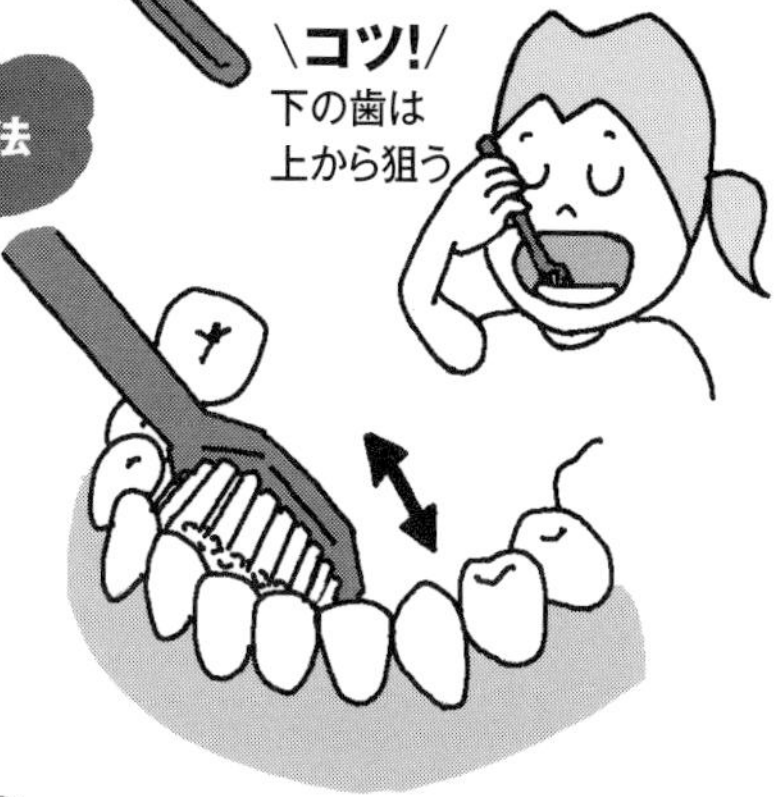

歯ブラシをまっすぐ立てるようなつもりで、グッと起こします。
目の高さに歯ブラシのグリップがくるくらいの角度。

歯ブラシのヘッドが歯に隠れるくらい深く入れ、押しまわしやかき出すように磨きます。

上の前歯の内側のブラッシング法

上の前歯の内側は、上あごを狙って歯ブラシを下から入れます。

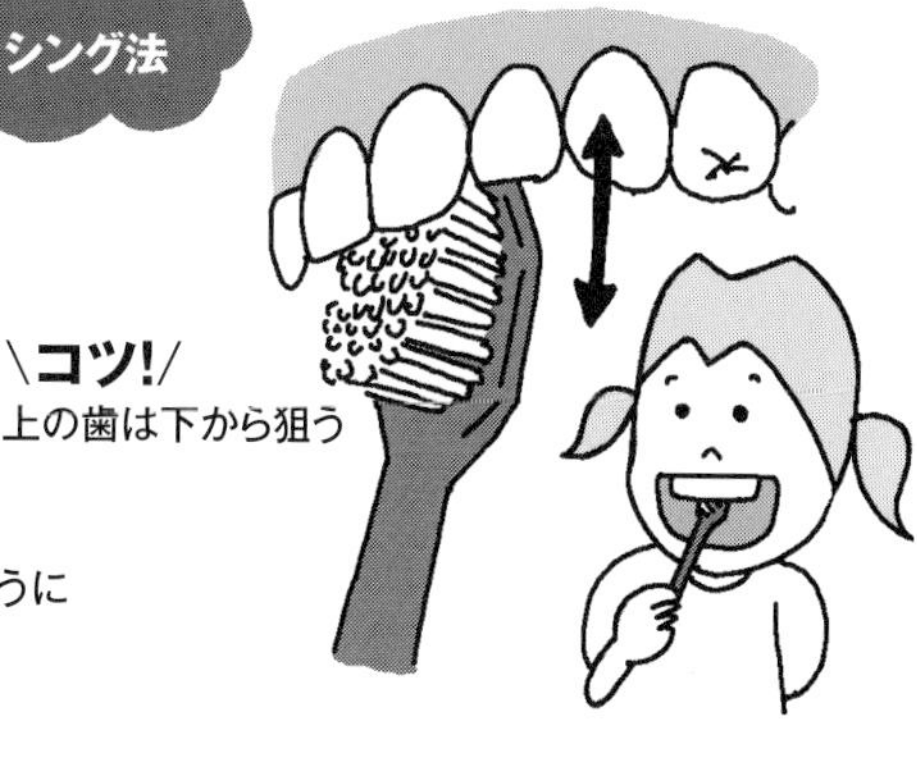

下右の奥歯も114ページのように磨いて上の歯へ上がる

上の左奥歯と右奥歯の表側のブラッシング

ここは歯ブラシが入りにくいところ!!
頬の力を抜いて口を閉じ気味に!
左奥歯のとき、下あごをぐいっと
左へずらしてみましょう。
あらら、歯ブラシが
ラクラク入りますね。

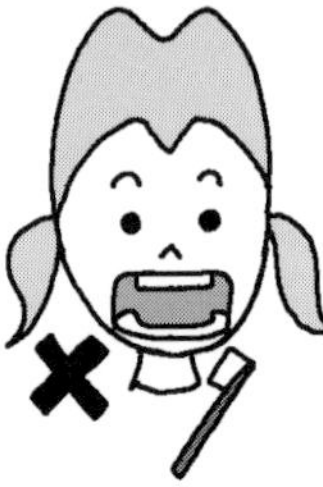

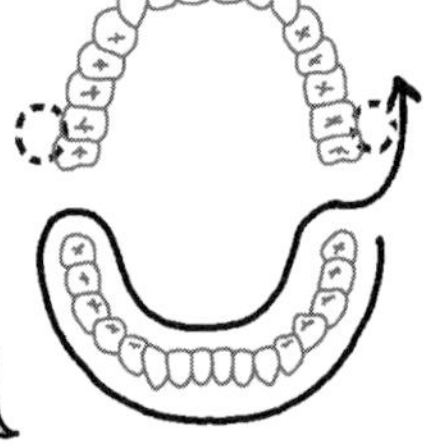

右奥歯の表側のときは、
口を半開きにして下あごを右へずらしましょう。

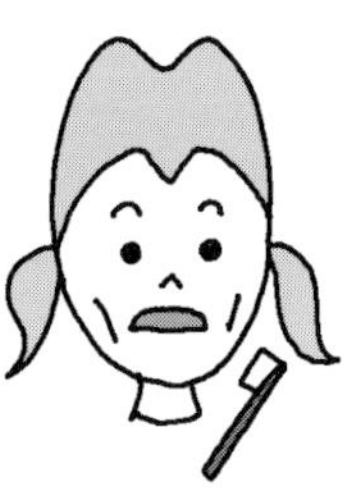

口は閉じ気味に!

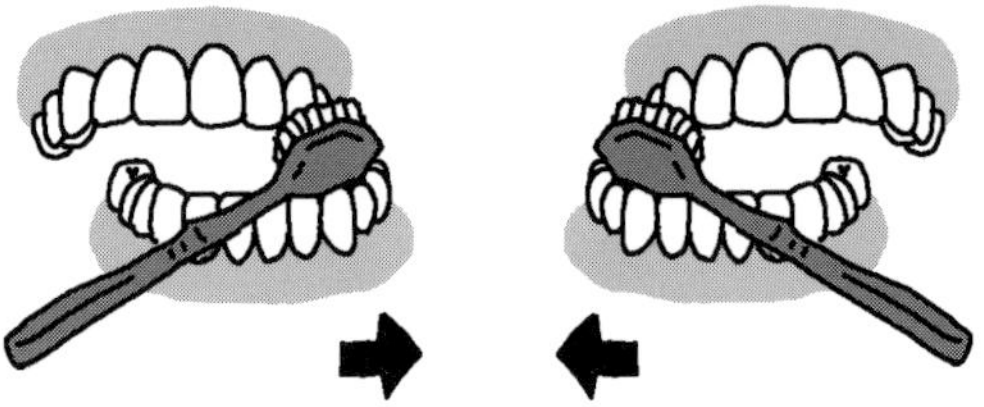

奥歯のいちばん奥歯は、
①表側➡②かみ合わせ面
➡③後ろ側➡④内側の順で磨くのを
忘れないでください。

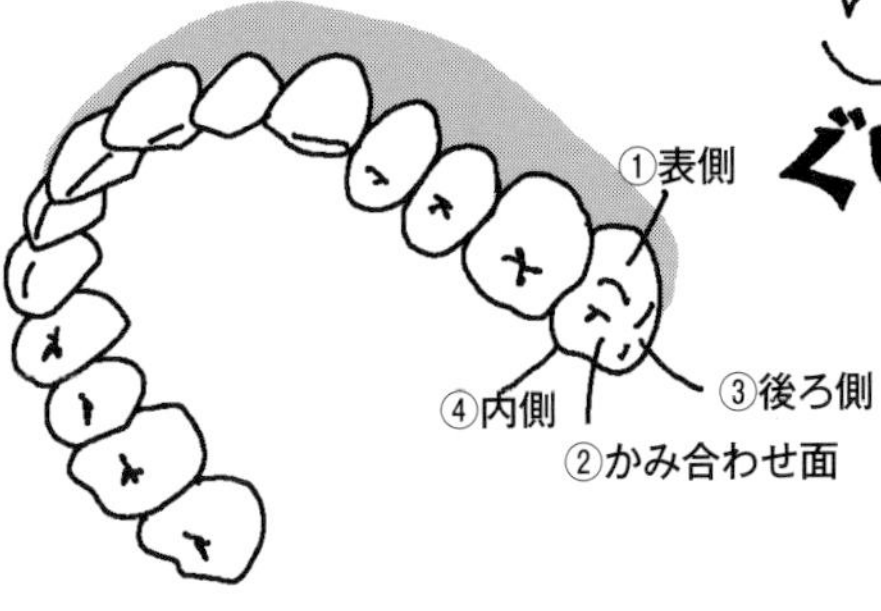

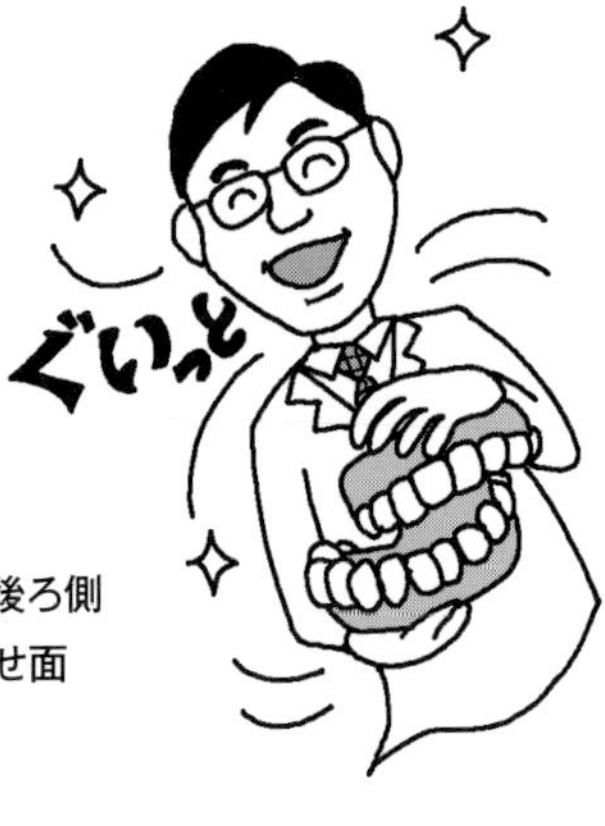

上の右奥歯は……

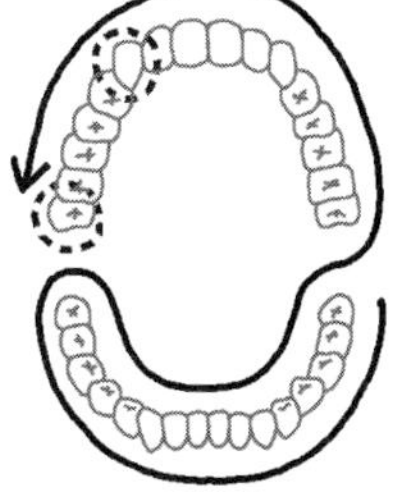

口を半開きにして下あごを右へずらし、
①表側を磨いたら➡②かみ合わせ面➡③後ろ側
➡④内側の順で磨きましょう。（114·116ページ参照）

上の前歯の内側は……

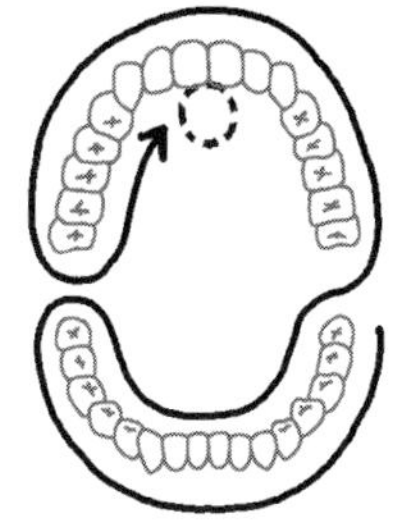

上あごを狙って、
歯ブラシを下から入れてかき出すように
ブラッシング。（115ページ参照）

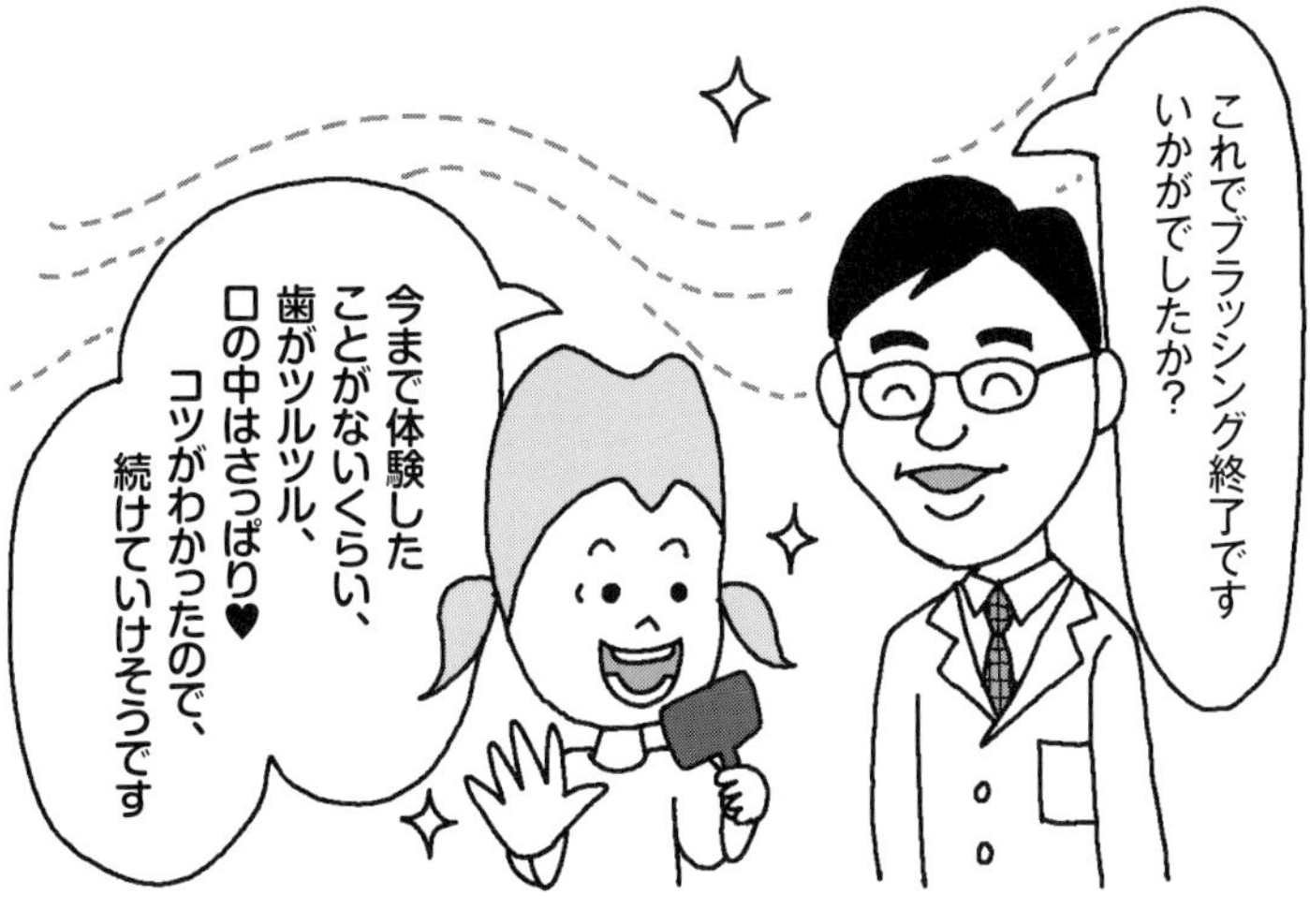
これでブラッシング終了です
いかがでしたか?
今まで体験した
ことがないくらい、
歯がツルツル、
口の中はさっぱり♥
コツがわかったので、
続けていけそうです

歯ブラシは1カ月に1本を目安に取り替えて

歯ブラシは、使ううちにどうしても毛先が開いてしまいます。また毛先が針状のブラシでは、拡大鏡で見ると毛先が曲がってしまったりしています。そういった歯ブラシを使うと、必要以上に歯に押しつけてしまい、歯ぐきにもダメージを与えます。また、プラークは毛先で取り除くので、毛先が広がると効果は半減です。性能を引き出すために、**1カ月を目安に新しい歯ブラシに交換しましょう。**

衛生面からも、1カ月の交換をおすすめします。口の中はさまざまな菌がいっぱいです。そこを清掃しているのが歯ブラシですから、使用するうちに菌は歯ブラシにもついてしまうのです。「歯磨き剤を使っているから大丈夫では?」と思うかもしれませんが、**歯磨き剤で歯周病菌や雑菌などは死滅しません。**それを湿った状態でしまい込むと、ますます不衛生な状態になってしまいます。使用後はよく洗って水気を切り、風の通る場所に置くのがいいでしょう。歯磨き剤などが残った状態にしておかないことです。

これまであまり頻繁に取り替えていなかった人にすれば、「1カ月で替えるなんてもったいない」と思うかもしれません。ですが、**毛先の開いた歯ブラシを使っていては、ていねいに磨いても、せっかくのブラッシング効果が半減してしまいます。**一生懸命3分磨いたと思っても、効果が半分しかなかったら、割りに合わないと思いませんか？

特別なものでなければ、1本200〜300円くらいです。「健康への毎月300円の投資」と思ってください。「毎月1日」などと、交換の日を決めておくと忘れずにすみます。

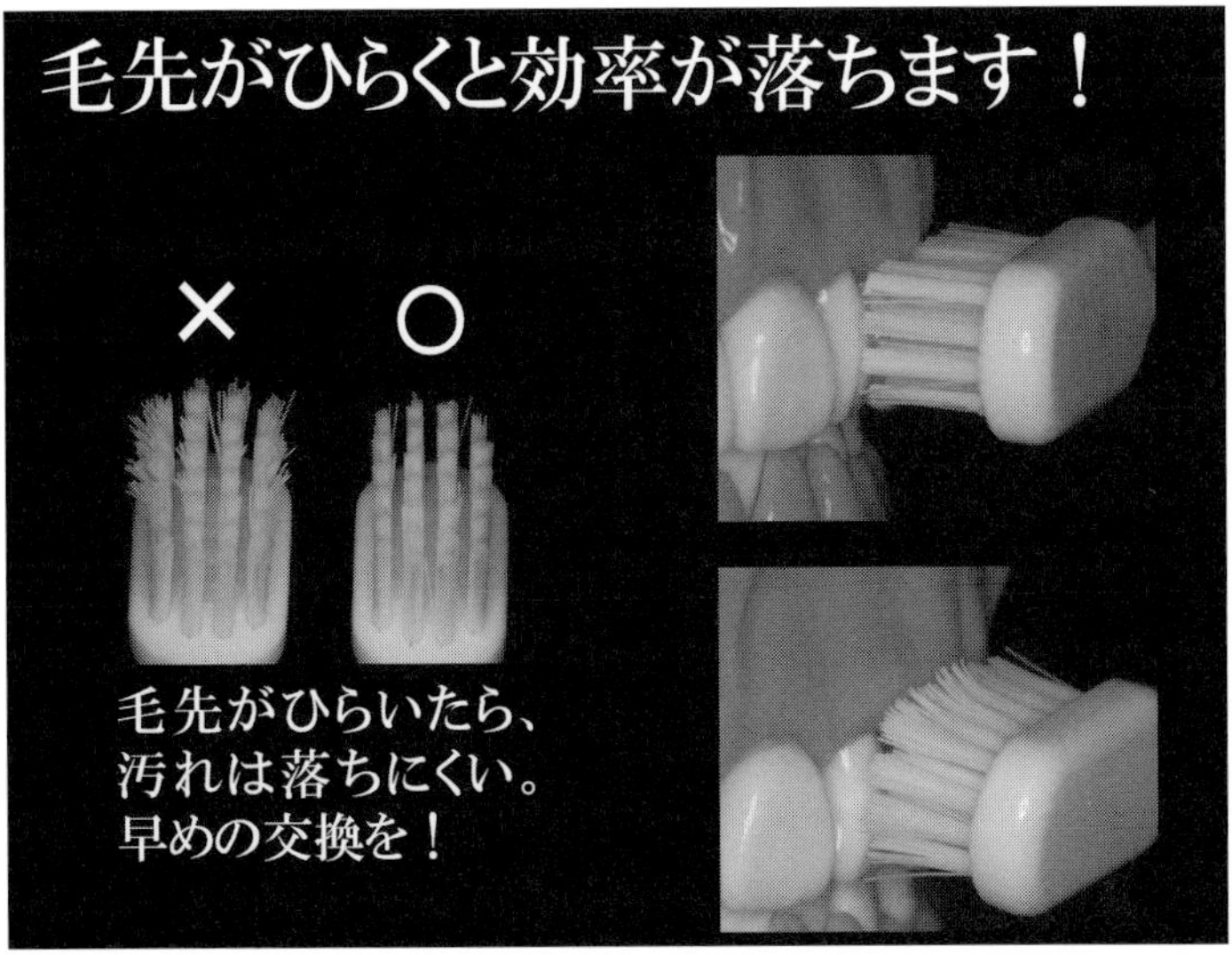
毛先がひらくと効率が落ちます！
×
○
毛先がひらいたら、
汚れは落ちにくい。
早めの交換を！

1日3回食後がいいの？　ベストな時間と回数は？

では、歯磨きのタイミングはいつがいいかというと、食後は、虫歯になりやすい状態が20分以上も続くため、**毎食後、食べたらすぐに磨くのが理想です。**もちろん、歯周病の予防にもなります。とはいえ、慌ただしい朝の時間やあまり余裕のない昼休みなどは、あまり長く歯磨きができないということもあるでしょう。そういう場合は、せめて**1日に1回は時間をかけてしっかりブラッシングする**ようにしてください。例えば、夜、就寝前にもっともていねいに磨くのはいかがでしょうか。

よく、何分磨くのがいいのかという質問を受けますが、ベストな時間はありません。**10分磨いても汚れが落ちていなければ意味がない**からです。１１１ページで紹介したブラッシングを行うと、はじめは5分以上はかかるはずです。その後、歯間ブラシかデンタルフロスできれいに仕上げましょう。そうすれば、間違いなく汚れはきれいに落ちています。上手になれば、少しずつ短時間でできるようになってきます。

また、睡眠中は唾液の分泌が少なくなり、口の中で細菌が繁殖しやすくなっています。不十分な磨き方だと、起床時の細菌数が夕食後の約30倍にもなることがわかっています。**就寝前の歯磨きは特に念入りに行いましょう。**口の奥まで歯ブラシを入れるとおえっとなる嘔吐《おうと》反射をする人は、いちばんなりにくい時間帯の夜にていねいに行ってください。

できれば手鏡を見ながらか、照明の明るい洗面台の鏡を見ながら磨くのがいいでしょう。歯ブラシがどこにあたっているか確認しながら磨くようにすると、上手になるからです。歯の状態もよくわかります。

ただ、歯磨きタイムは生活習慣と大いに関係するので、自分に合った、きちんと長く磨ける方法を探しましょう。お風呂に浸かりながらや、ラジオを聴きながら、洗面所にイスを置いてゆったりしながらなどの、ながら磨きだと次第に長く磨けるようになります。

定期的に歯科に通っているのに、虫歯や歯周病になってしまう例

「ちゃんと定期健診を受けているのに、歯周病といわれて、ショックだ」という声を聞くことがあります。これは、毎日自分で上手にブラッシングできること（セルフケア）と、歯科医や歯科衛生士が歯石などをスケーラーで除去して専用の器具で歯面を磨くこと（プロフェッショナルケア）の両方がうまくかみ合っていない場合がほとんどです。

歯科医院を受診すると、短時間で歯石を除去して表面をツルツルにしてくれますが、普段の清掃状態はどうでしょうか。**虫歯を防ぎ歯周組織の健康を維持するためには、最低でも1日に一度はプラークのない状態になることが必要なのです。**

歯科医師によっては、歯ブラシが上達して習慣化するまで歯石を取らないこともあります。セルフケアが欠くことのできないものであることを、患者さん本人に理解していただくために、敢えてそうしているのです。

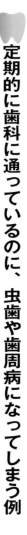

正しい口腔ケアグッズの選び方

正しい磨き方をマスターするとともに、自分に合った口腔ケアグッズを選ぶことで、より病気予防の効果が高まります。

歯ブラシの種類についてはお話ししましたが、それ以外のセルフケア用品の選び方を見ていきましょう。

◇電動歯ブラシはどう使う?

ヘッドの部分が細かく動いて、みるみるプラークをかき出してくれる、そんなイメージが電動歯ブラシにはあるかもしれませんね。もちろん、手動で磨くより効率的で、歯磨きが上手にできない人には有効な道具になります。

とはいえ、きちんと磨きたいところにブラシがあたっていなければ、汚れは取れません。「購入したからこれで安心」と、歯全体をしっかり磨くことを忘れてしまう人も多いので、注意が必要です。日ごろから上手に磨けている人は、特に電動歯ブラシに替える必要はないでしょう。

きちんと汚れが取れる磨き方は、販売店では教えてくれません。ヘッドの部分が回転したり振動したりと、さまざまな種類があります。歯科医院に持参して、きれいにプラークが取れるブラシのあて方などを教えてもらいましょう。

使いやすいのは、充電式です。丸洗いできるタイプが清潔で、パワフルで長持ちします。毎日何度も使うものですから、手入れがしやすいタイプを選びましょう。

◇歯間ブラシかデンタルフロスを習慣に

ブラッシングだけで完璧に食べかすやプラークが落ちれば問題ありませんが、そもそも歯と歯の間の汚れを歯ブラシだけで取り除くのは難しく、**歯間ブラシやデンタルフロスなどの歯間洗浄用具を使う必要があります。**歯並びが悪く、すき間があいていたり重なっていたりする場合は特に、歯間ブラシやデンタルフロスを使うほうがいいでしょう。歯磨きの後で、できるだけ毎回行いましょう。

デンタルフロスは、歯に巻きつけて歯と歯の間の細かい汚れを取る歯科用の糸です。

デンタルフロスと歯間ブラシの種類

デンタルフロスにはホルダータイプのF字型、Y字型、歯間ブラシには、ゴム製やL字型などがある。

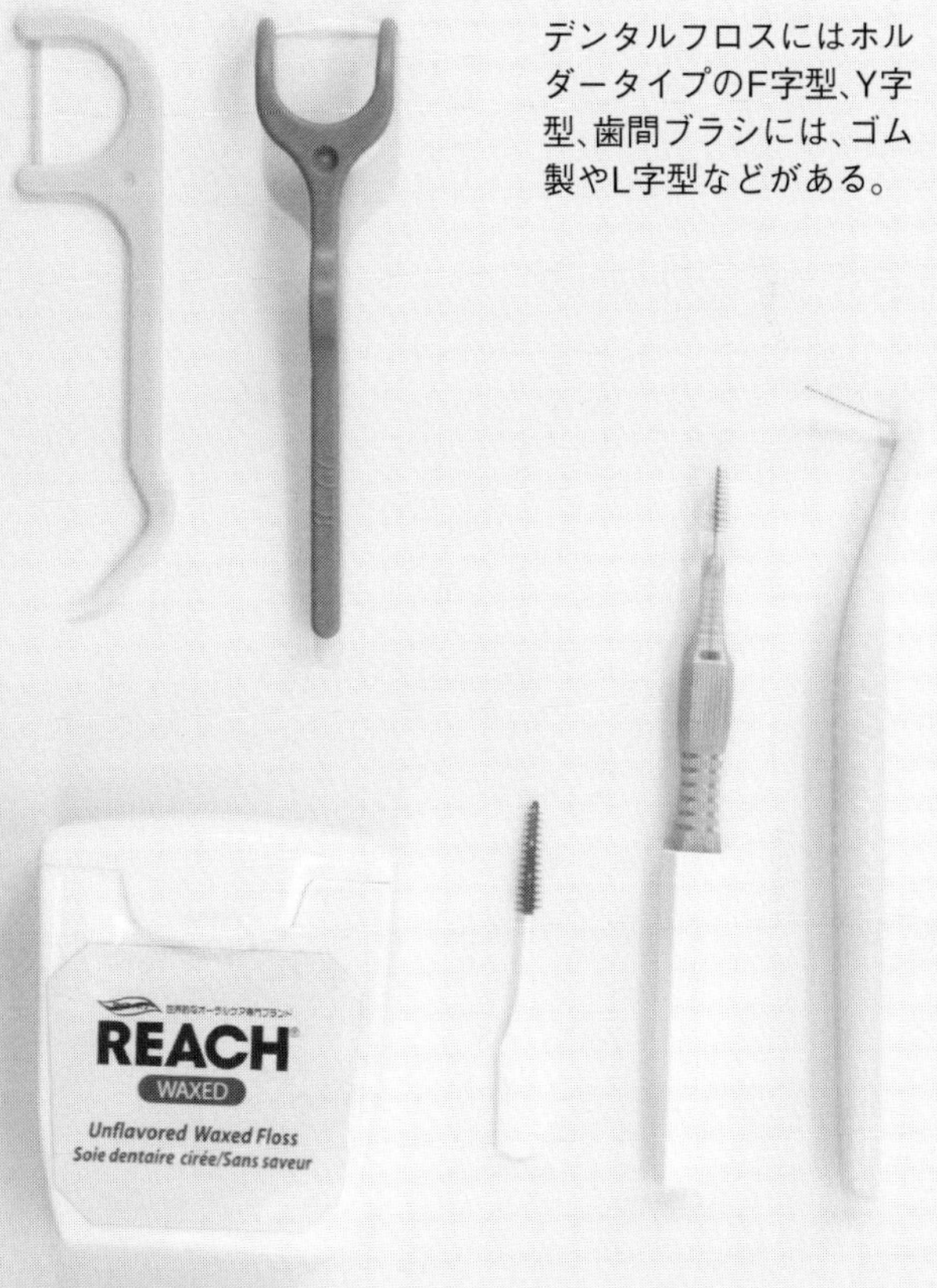

滑りをよくしたワックスコーティングのタイプが主流で、初めての人はこちらが使いやすいでしょう。ワックスコーティングをしていないノンワックス（アンワックスとも）というタイプもあり、こちらのほうがプラークをしっかり取ることができます。ワックスタイプで慣れたら、ノンワックスタイプに替えるのがいいでしょう。

もうひとつがエクスバンドタイプです。水分や摩擦でスポンジのようにふくらむ糸を使っています。糸が太めなので、歯間があまり開いていない場所には入りにくいことがあります。

このようにデンタルフロスは歯間ブラ

フロスの使い方

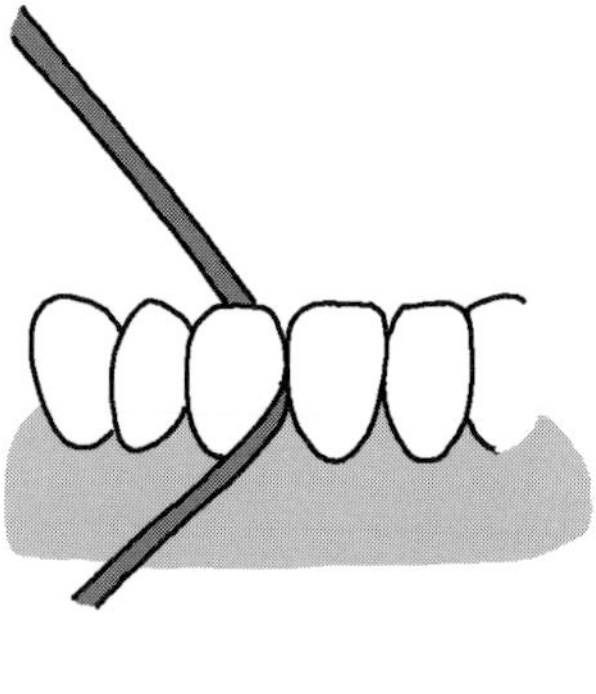

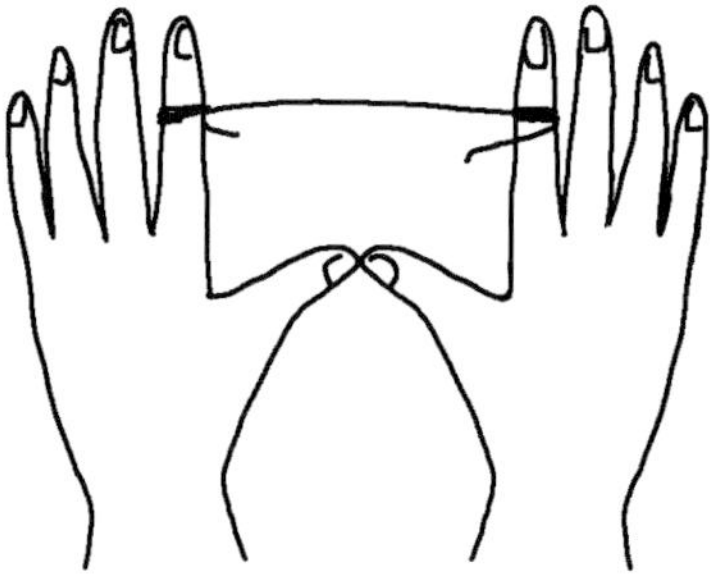

フロスは効率よく歯と歯の間の汚れが取れる。大切なのは、糸を歯に巻きつける感覚で行うこと。

シ同様、**種類や太さがさまざまなので、自分に合ったものを選んで使う**ようにしてください。

使い方は、30〜40センチにカットしたデンタルフロスを左右の人差し指か中指の第一関節あたりに巻きつけて親指で支えます。歯と歯の間にデンタルフロスをそっと通し、歯に巻きつけます。ここで注意したいのが、バイオリンを弾くように前後にゴキゴキ動かさず、**奥の歯、手前の歯に巻きつけるようにして上下させることがポイントです。**そうでないと、汚れが一部しか取れません。

フロス初心者や糸巻きタイプのデンタルフロスが使いにくい人におすすめなのが、ホルダータイプのフロスです。形はF字型とY字型の2種類があり、F字型は前歯に、Y字型は奥歯の汚れを取るのに向いています。歯の生え方によって、使いやすいほうを選びましょう。品質とコストはだいぶよくなってきました。値段相応ということもありますから、価格だけに目を奪われてはいけません。

歯間ブラシは、つまようじのような細い針金にぐるりと毛がついたブラシ状の道具です。小学校や中学校の理科で使った試験管を洗うブラシにそっくりです。覚えている方も多いでしょう。歯と歯の間の根元部分に差し込み、歯磨きで落としきれない汚れを落とします。特に、歯ぐきが下がって少しすき間があいている場合に適していま す。

さまざまな太さのものが市販されていますが、太すぎると歯や歯ぐきを傷めてしまったりするので要注意。無理に入れてはいけません。逆に細すぎればプラークが取れません。必ず合うサイズを使いましょう。使っているうちに、**以前よりすっと入るようになってきたら、毛のボリュームがなくなってきている証拠です。新しいものに取り替えるサインです。**

歯間ブラシが入りにくいという方は、歯と歯の間に対して斜めの方向から入れようとするケースが多いようです。特に奥歯では真横から挿入するのが難しいようです。L字型の歯間ブラシを一度試してみてください。

柔らかい使い心地のゴム製歯間ブラシも発売されています。慣れてきたら、針金タイプを上手に使えるようにステップアップしてください。

歯間ブラシを完璧に使いこなすには、歯の表側と内側の両方から入れることです。

外側から歯と歯の間にブラシを入れ、両方の歯にこすりつけるようにやさしく前後に動かします。内側からも同じ場所にブラシを入れて動かすと、しっかりプラークが取れます。

歯と歯の間にそれほどすき間がない部分や、歯間ブラシが入らない狭い歯と歯の間のプラークをかき出すならデンタルフロスを使います。

◇歯磨き剤と洗口剤の選び方は？

歯磨き剤（歯磨き粉）も、さまざまな種類が販売されています。それぞれの効果があり、目的に応じて使い分けるといいでしょう。

例えば、**虫歯予防**を目的にする歯磨き剤には、**フッ素が配合されてい**

歯間ブラシの使い方

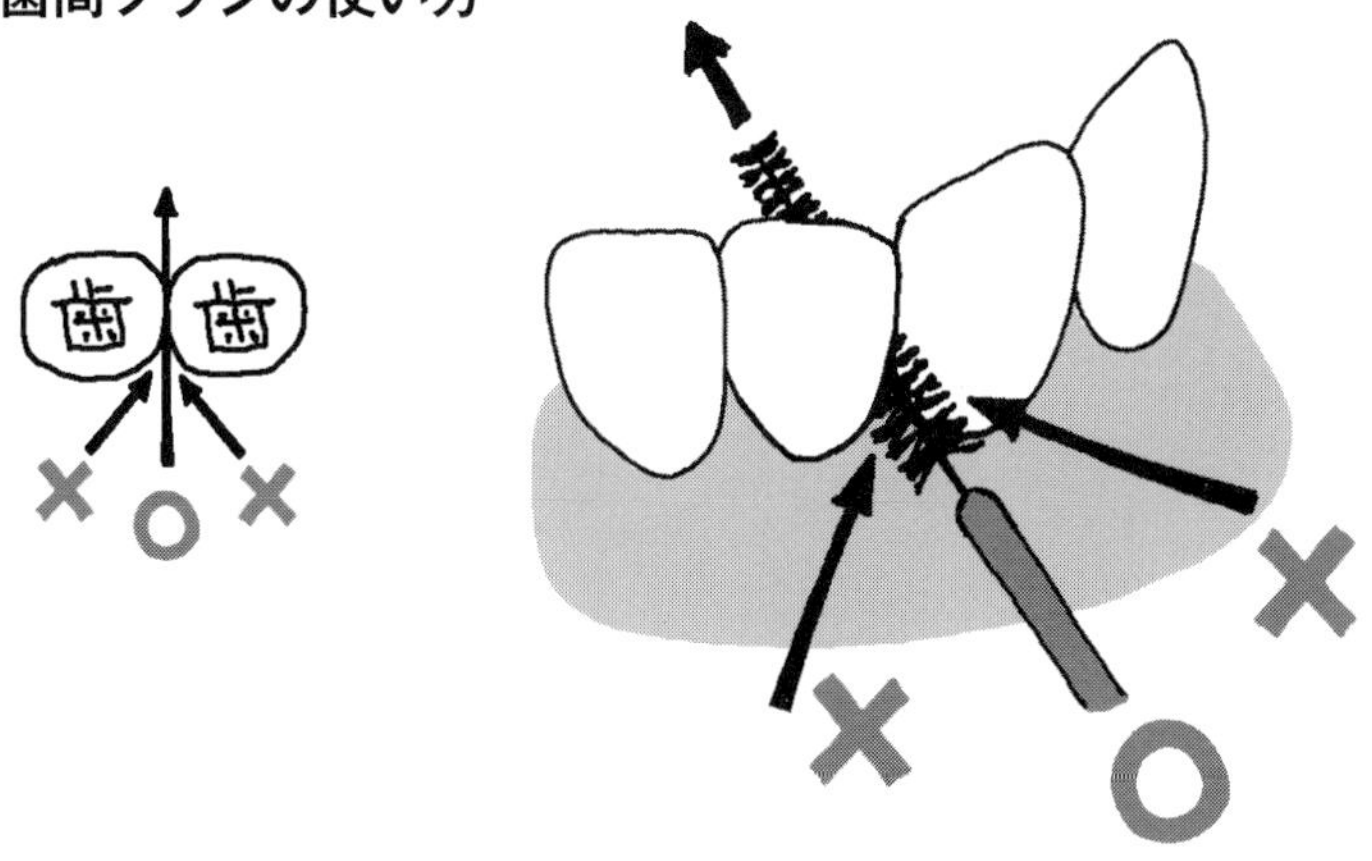

歯間ブラシはデンタルフロスよりも取り入れやすい。歯と歯の間をまっすぐ通すのではなく、左右の歯面にこすりつける感覚で。

ます。このフッ素が2017年3月に、日本でも歯磨き剤への配合率が1000ppmから上限濃度の1500ppmに増えました。

フッ素は歯質を強化し、プラークの細菌の活動を抑え、酸がつくられるのを抑制するなど、虫歯の発生や進行を防ぐ作用があります。また、歯の表面に穴があく一歩手前である初期虫歯を元の状態に戻す再石灰化作用を促進できることがわかっています。製品の特性で必ずしも1500ppmでない場合もありますが、高濃度フッ素入りは、虫歯の予防を目的に考える人にはおすすめです。ただし、高濃度のものは6才未満のお子さんには使えません。

他にも、知覚過敏の人向けのしみにくいタイプや、歯への着色を減らすタイプ、歯ぐきの炎症を防いで歯周病を予防するタイプなど、さまざまです。ただし、**デンタルプラークはブラシでこすらないと基本的には取れません**。歯磨き剤はあくまでも補助的な存在ですから、過大な期待は禁物です。いい歯磨き剤を使ったから大丈夫ということはありません。

使う量は、多すぎると泡が立ちすぎてブラッシングしにくくなり、あまりに少量では歯磨き剤の効果が得られにくくなります。1回のブラッシングに小指の先程度の量

（1～2㎝）が適量でしょう。

洗口剤（マウスウォッシュ）は、歯磨きの後に使うものが多いです。洗口剤は「医薬部外品」と「その他の化粧品」に大別されますが、医薬部外品には口の中を殺菌する有効成分が多く含まれています。

ただ、洗口剤で口をすすぐと清涼感が得られ、清浄した気はしますが、**洗口剤でプラークが取れるわけではありません。**プラークのバイオフィルムが厚くなるのを防ぐだけで根っこは残っているため、下のほうの菌までは浸透しないからです。浸透させるには、歯磨きやデンタルフロスでプラークを取り去って、できるだけ少なくしておくことが必要になります。ブラッシングは省略して、洗口剤でちゃちゃっとゆすげばいいだろう、というのは厳禁です。

そのあとで、製品によりますが「20～30秒ゆすぐ」といった時間も、記載されているとおりに行いましょう。短いと効果が出ないので、決められた時間を必ず守ることです。時間だけでなく、用法・用量などもきちんと守りましょう。それなら、洗口剤の性能を引き出せて、効果が期待できます。

長く付き合える歯科医師の見つけかたを教えて

歯周病・虫歯を寄せつけないブラッシング法はわかっていただけましたか。結論をいうと、**口腔ケア用品は、一人一人歯の形や生活習慣を考慮してカスタマイズすることが大切なのです。**その相談にのってくれるのも歯科医師や歯科衛生士です。

ぜひ、セルフケアに加えて、半年に一度は歯科医院へ行ってブラッシングの成果を評価してもらったり、プロのクリーニングを受けたりしてください。治療が終わっても、歯の定期的なチェックやメンテナンスでいい状態が長持ちしますから、長く付き合える、信頼の置ける歯科医師に診てもらいたいものです。

一生自分の歯でおいしく食べて、口腔細菌を体内に入れず、病気になることがないように、長く付き合える歯科医師を見つけておくことが重要になります。

では、どのようなポイントでいい歯科医師を選べばいいか、お教えしましょう。

◇通いやすい場所にある

物理的な条件として、通いやすいかどうかは大きなポイントです。歯の治療は、多くの場合、複数回かかり、別の日にクリーニングを行う歯科医院もあります。これまで何年も放っておいた人ならなおさら、複数の歯に問題があるかもしれないので、通いづらいところだと途中で面倒になってしまうかもしれません。治療中はがんばって通院していたものの、定期的なメンテナンスはつい足が遠のいて、やめてしまったという人もいるでしょう。それだと、また数年メンテナンスを受けられず元に戻ってしまうかもしれません。

できるだけ職場や自宅の近く、通勤・通学の途中など、通院の便利な場所で探すのがいいでしょう。

◇しっかり問診をしてから診断・治療をしてくれる

特に初診の際に、しっかりと問診・検査をしてから状況の説明をていねいにしてくれるかどうかも大事です。虫歯があるからと問診もそこそこにすぐに歯を削ろうとする歯科医師は、考えもの。自覚症状はないか、持病のあるなし、薬の服用の有無など、きちんと問診をせずに診断を間違えれば、治療も間違った方向に行ってしまい、いつまでもよくならないということになりかねません。

「患者さんが十分に納得したうえで、同意して治療を受ける」というのが、医療の原則です。これができるところがいい歯科医院だといえるでしょう。

初めて行った歯科医院できちんとした説明がなく前述のような対応をされて不安に思ったら、別の歯科医院を探してみたほうがいいかもしれません。

◇治療計画を立ててくれるか

特に歯周病の場合は、症状の改善（治療）だけでなく、定期的なメンテナンスやセルフケアなど、一生にわたって歯を守っていく必要があります。ところが、とりあえず痛みがおさまったといって、通院をやめてしまい虫歯や歯周病を悪化させてしまう患者さんも多くいるのが現状です。

そこで大事なのが、治療計画です。問診、検査、診断のあと、治療の流れやなぜその治療が必要なのか、そこにかかる費用や期間などを理解してもらうことで、患者さんが通院をやめてしまうのを防ぐことができます。

治療計画は歯科医師から一方的に押しつけるものではなく、患者さんの希望も考慮して、納得しながらつくってくれるのがいい歯科医師だといえるでしょう。

◇治療方針をしっかりと説明してくれて疑問にもよく答えてくれる

歯科医院では、一般歯科・小児歯科・矯正歯科・口腔外科の4つの診療科の表示が可能と厚生労働省が定めています。歯周病治療を得意とする医師かどうかは、診療科目からではわかりません。歯周病や虫歯は対象患者が多いために、どの歯科医師でも治療ができるように、歯科大学の教育でも大変多くの時間を割いています。専門医・認定医でなくても歯周病に詳しい医師はたくさんいますが、患者さんから見ると少しわかりにくいことも事実です。

中等度以上の歯周病を徹底的に治療する場合には、歯肉を切開して行う歯周外科手術を行う場合が多いので、日本歯周病学会と日本臨床歯周病学会が行う「歯周病認定医」「歯周病専門医」の審査では、歯周外科を含めた治療例を提示してもらっています。

技量があっても、患者さんの状態や通える回数、希望などにより、手術は行わない場合もあります。手術をするかしないかだけでその歯科医師の技量は判断できません。

しっかりとした検査の後で、口の中の状況や今後の治療方針などをしっかりと説明してくれて、疑問にもよく答えてくれることが何よりも大切です。

医学では、「正しい診断はひとつ、妥当な治療方法はいくつかある」のです。選択肢を含めてよく相談に乗ってくれる先生が良医といえます。


いかがでしょうか？　子どもの頃に歯科医院で嫌な思いをしたという人もいるでしょうが、最近はかなり様変わりし、受付や診察室は明るく、アロマを焚いていたりヒーリングミュージックを流していたりと、患者さんがリラックスできるような空間づくりをしている医院が多くなりました。こうしたことも、かかりつけの歯科医院をもつ人が増えていることが背景にあるのかもしれません。

コンビニより多いといわれる歯科医院のなかから自分に合った、心から信頼できる歯科医師を見つけるのは簡単ではないかもしれません。「今、歯周病治療で通っている先生は、歯の磨き方など毎回しつこく言ってきてうるさいんだよなあ」と思っている方、その医師はあなたの歯を残したくてしつこく指導しているのです。

「いい先生を見つけてよかったな」と思って、通院してください。

第5章

歯と歯のブラッシング！
もっと知りたいなんでもQ&A

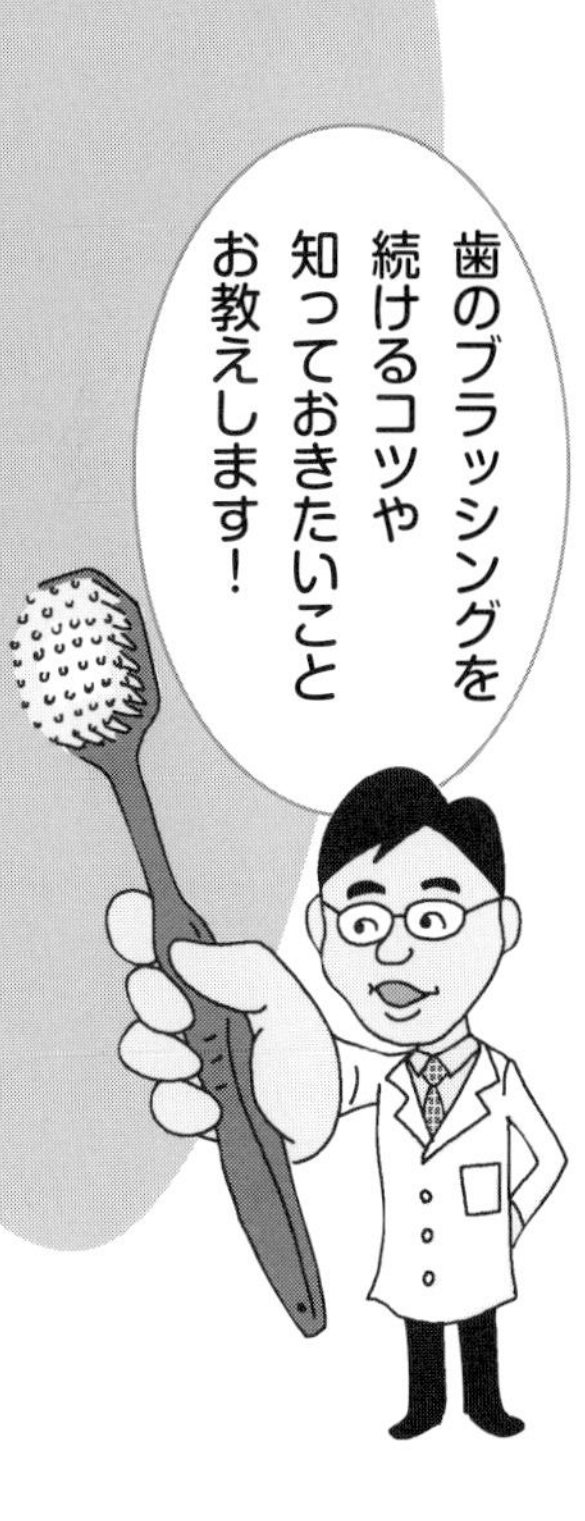
歯のブラッシングを
続けるコツや
知っておきたいこと
お教えします！

Q1 ブラッシングを続けるコツがあれば教えてください。

A おすすめは「ながら磨き」です。

何かをしながらだと、意外とじっくり磨けるものです。例えば、湯船に浸かって温まりながらだと、しっかりブラッシングできます。他にも、タイマーがわりの音楽を決めてブラッシング時間の目安にするのもいいですね。音楽を聴いている間は、ブラッシングに専念します。最近では、スマートフォン用の歯磨きアプリも充実してきました。５分間音楽が流れて、イラストで磨き方を教えてくれるものや、音声ガイド付き歯磨きアニメーションで磨く場所や順番などを確認できるもの、３Ｄ画像を見ながら毎回の歯磨きでバーチャル貯金ができるものなどさまざまなアプリがあります。

近くに小さな手鏡を用意しておくと、ブラシの先がきちんとあたっているか確認できます。ブラッシング後にチェックすることもできます。磨き残しを防ぐ手助けになるはずです。

Q2 電動歯ブラシのほうが簡単ですか？

A 歯磨きが上手にできない人には有効です。

普段から歯磨きが上手にできていて、歯科医院で虫歯や歯周病を指摘されていない人は、あえて電動歯ブラシを使う必要はありませんが、歯磨きが不得手な人や握力が落ちてきた人にとっては、歯磨きをサポートしてくれる道具になるでしょう。また、道具が変わって歯磨きが習慣化するようなきっかけになる人もいます。ただし、電動歯ブラシに替えたことで安心してしまい、ブラシのあて方などに注意を払うことを忘れてしまう人もいるので、注意が必要です。

電動歯ブラシもさまざまな種類が発売されています。選ぶ際は、充電式で丸洗いができるタイプがいいでしょう。家電量販店の店頭に歯科衛生士さんはいません。購入後でも歯科医院での定期健診のときに頼めば、使い方を指導してくれるはずです。プロからのアドバイスはとても効果的です。

Q3 舌ブラシは歯周病予防に効果がありますか?

A 直接の効果は不明ですが、口の中を清潔にすると歯や歯ぐきの病気の予防につながります。

舌の表面にたまった白い苔のようなものを舌苔《ぜったい》といいますが、その正体は食べかすではなく、はがれ落ちた舌や口の粘膜の細胞や、口内細菌が舌表面の溝にすみついたものです。

歯磨きもデンタルフロスもきちんとしているのに口臭が気になるという人は、舌苔が原因かもしれません。ストレスや疲れがたまると特に舌苔がたまりやすいので、そういったときには鏡で舌をチェックしてみてください。

よく歯ブラシで舌をこする人がいますが、固すぎる場合は、舌の掃除用の舌ブラシが販売されていますから利用してみてください。

舌苔の中にも歯周病菌が隠れているという報告もありますが、歯周病との直接的な原因はそれほど大きく取り上げられていません。ただ、ていねいな歯のブラッシングを続けて口の中をきれいにしている人は、相対的に舌苔は減っていきます。まずは自分のブラッシングを見直してみましょう。

Q4 歯間ブラシについて、詳しく教えてください。

A 歯ブラシの届かない歯と歯の間を守る重要な道具です。

歯間ブラシの太さは、無理に力を入れないと歯の間に通らないのでは太すぎですが、スカスカでもダメ。無理なく適度な力で入るのが良いとされています。また、狭いところも広いところもあるのでMとSやSとSSというように二種類必要な場合もあります。奥歯は先が90度曲がっているほうが使いやすいでしょう。コントロールしやすい柄の長いタイプを選ぶことも、上達する隠れたコツです。

水洗いして乾燥させて保管すればしばらくもちますが、毛が縮れたり寝てしまったら交換です。根元の針金が折れてしまうのも危険ですから、ある程度消耗品と割りきってください。口内で使うものなので安全第一、ディスカウントで品質が悪いものもありますので、あまりコスト優先に走りすぎないように。

歯ぐきからの出血を、歯間ブラシの針金が刺さったと勘違いしてやめてしまう場合もあるようですが、鏡に顔を近づけてじっくり、ていねいに継続することが大事です。

Q5 知覚過敏の原因は、歯磨きのしすぎですか？

A 間違った歯磨き方法、歯周病、加齢など、原因はさまざまです。

知覚過敏は、歯の表面のエナメル質が薄くなって、その下の象牙質が露出することで起こる、しみるような一過性の痛みです。歯を磨くときに、ゴシゴシと力いっぱい横磨きのクセがあるとエナメル質が削られてしまって知覚過敏を引き起こすこともあります。

他にも、歯周病で歯ぐきが下がり、歯の根っこや象牙質が露出する、飲食物の酸によってエナメル質が溶かされる、加齢により歯ぐきが下がるなどが原因で知覚過敏が引き起こされることがあります。また、歯ぎしりやくいしばりがあると、歯冠と歯根の境目の歯質に細かいヒビが生じてしみることがわかっています。

しみにくい歯磨き剤を使って痛みが治まる程度なら問題はありません。改善しないようなら、歯科医院を受診しましょう。専門の塗布剤などが開発されています。

Q6 どうしてメンテナンスは続けなければいけないの？

A 歯周病や虫歯の再発の早期発見につながるからです。

自宅で行う毎日のブラッシングなどのセルフケアを行うと同時に、3～6カ月に一度、歯科医や歯科衛生士などのプロに定期的にメンテナンスしてもらうことで、歯周病や虫歯の再発の早期発見ができます。一度虫歯や歯周病にかかっているということは、過去に正しいブラッシングができていなかったということ。ブラッシングの評価や指導を受けることで、セルフケアの質もグンと上がります。

また、歯周病を悪化させるリスクファクターには、口の中ではかみ合わせの悪さや歯ぎしりのくせ、全身でみれば喫煙・ストレス・不適切な食習慣・全身の病気などさまざまあります。定期的にプロのケアを受けることで、これらのリスクコントロールができるというメリットもあります。歯のかぶせ物は壊れないかぎり形は変わりませんが、歯ぐきや口は、体の代謝や健康状態と関連して刻一刻と変化するものです。「歯は変化しない」という考え方は変えなければいけません。セルフケアとプロフェッショナルケアの両輪が、歯周病克服への道です。

STAFF

● 監修　山本松男

企画・編集・制作　スタジオパラム

● Director　清水信次
● Writer&Editor　石井信子
島上絹子
● Illustration　手塚由紀
● Design & DTP　スタジオパラム
● Special Thanks　昭和大学歯学部歯周病学講座
岡本　徹（岡本歯科医院）

全身の病は口から防ぐ!
デカヘッド「歯」ブラッシング
糖尿病・心筋梗塞・誤嚥性肺炎の悪化をストップ

2018年6月30日　第1版・第1刷発行

監修者　山本松男（やまもと　まつお）
発行者　メイツ出版株式会社
代表者　三渡　治
〒102-0093 東京都千代田区平河町一丁目1-8
TEL：03-5276-3050（編集・営業）
03-5276-3052（注文専用）
FAX：03-5276-3105
印　刷　三松堂株式会社

©スタジオパラム,2018.ISBN978-4-7804-2040-1 C2047 Printed in Japan.

ご意見・ご感想はホームページから承っております。

メイツ出版ホームページアドレス http://www.mates-publishing.co.jp/

編集長：折居かおる　企画担当：折居かおる